中医药科普知识丛书

中医谈养肝护肝

湖南省中医药管理局　组织编写

主　编　孙克伟

副主编　张　涛　陈　斌　伍玉南　邓桂明
　　　　欧阳林旗

U0302181

科学技术文献出版社
SCIENTIFIC AND TECHNICAL DOCUMENTATION PRESS
·北京·

图书在版编目（CIP）数据

中医谈养肝护肝 / 孙克伟主编；湖南省中医药管理局组织编写. —北京：科学技术文献出版社，2021.12
（中医药科普知识丛书）
ISBN 978-7-5189-8578-4

Ⅰ. ①中… Ⅱ. ①孙… ②湖… Ⅲ. ①柔肝 Ⅳ. ① R256.4

中国版本图书馆 CIP 数据核字（2021）第 224942 号

中医谈养肝护肝

策划编辑：张宪安 薛士滨 责任编辑：刘英杰 张雪峰 责任校对：张 微 责任出版：张志平

出 版 者	科学技术文献出版社
地 址	北京市复兴路15号　邮编　100038
编 务 部	（010）58882938，58882087（传真）
发 行 部	（010）58882868，58882870（传真）
邮 购 部	（010）58882873
官方网址	www.stdp.com.cn
发 行 者	科学技术文献出版社发行　全国各地新华书店经销
印 刷 者	长沙鸿发印务实业有限公司
版 次	2021 年 12 月第 1 版　2021 年 12 月第 1 次印刷
开 本	850×1168　1/32
字 数	110千
印 张	6.25
书 号	ISBN 978-7-5189-8578-4
定 价	49.00元

《中医药科普知识丛书》编委会名单

编委会主任	郭子华	湖南省中医药管理局
编委会副主任	曾　清	湖南省中医药管理局
	肖文明	湖南省中医药管理局
	唐建明	湖南省人民医院
	陈新宇	湖南中医药大学第一附属医院
	杨声辉	湖南中医药大学第二附属医院
	苏新平	湖南省中医药研究院附属医院
	段云峰	湖南中医药高等专科学校附属第一医院
编　　　委	龙　飞	湖南省中医药管理局
	蔡宏坤	湖南省中医药管理局
	刘　军	湖南省中医药管理局
	黄　睿	湖南省中医药管理局
	王颖异	湖南省中医药管理局
	尹胜利	湖南省中医药管理局
	罗慧婷	湖南省中医药管理局

中医药科普知识丛书

《中医谈养肝护肝》作者名单

主　编　孙克伟

副主编　张　涛　陈　斌　伍玉南　邓桂明
　　　　欧阳林旗

作　者（按姓氏笔画排序）

　　　　王　雅　王若宇　邓　丹　邓桂明　朱文芳

　　　　伍玉南　孙克伟　张　涛　张茜茜　陈　斌

　　　　陈　镇　欧阳林旗　周　意　胡　莉

　　　　袁　维　郭宇鸽　唐　丹　银思涵　彭　杰

　　　　彭建平　詹　敏

序 言

中医药是我国人民在长期的生产、生活实践中与疾病做斗争所积累起来的经验总结，既是防病治病的医学科学，更是我国宝贵的文化遗产。中医药学是中华文明的一个瑰宝，凝聚着中国人民和中华民族的博大智慧。沧桑几千年，从古至今，中医学形成了独特的生命观、自然观、健康观、疾病观、治疗观，包含着中华民族几千年的健康养生理念及其实践经验，不但护佑着中华民族繁衍生息，而且在当今时代焕发出越来越旺盛的生命力。

中医药根植于中国传统文化的沃土，通过历代医家们的不断观察总结，创新发展，形成了我国独特的卫生资源和原创的医学科学，既在疾病诊疗上疗效显著，又在养生保健方面经验丰富。如中医学四大经典著作之首的《黄帝内经》一书中提出的"法于阴阳，和于术数，食饮有节，起居有常"仍是我们今天强身健体、延年益寿的基本原则。中医倡导的"治未病"理论和方法，更是在疾病预防方面具有重大指导意义和实用价值，能在实施健康中国战略中发挥重要作用。

当今社会，健康问题已经成为世界各国关注的热点、重点。以习近平同志为核心的党中央高度重视维护人民健康，党的十九大将"实施健康中国战略"提升到国家整体战略层面统筹谋划。中国特色社会主义新时代社会主要矛盾已经转化为人民日益增长的美好生活需要和不平衡不充分的发展之间的矛盾，人民对美好生活的需要就包含对健康生活的需要，没有健康就没有美好生活，健康乃人民幸福之源和根基所在！然而目前我国慢性病高发、新发、再发，传染病时有流行，伤害发生率仍维持在较高水平。民众对健康知识普及率偏低，不健康的生活方式仍较常见。因此健康教育变得格外重要，健康科普势在必行。

中医药来源于民间、民众，深受群众的欢迎和喜爱，向大众传播中医药健康理念和知识，有助于引导群众树立正确的健康观，养成良好的生活方式，从而远离疾病、强身健体，提高生活品质和生命质量。有鉴于此，我局特组织湖南中医药大学第一附属医院、湖南中医药大学第二附属医院、湖南省中医研究院附属医院、湖南中医药高等专科学校附属第一医院、湖南省人民医院等知名中医专家精心编写了这套中医药科普知识丛书，全书作者以自己深厚的专业素养，深入浅出、通俗易懂地阐述了怎样爱眼护眼、养肝护肝、养肤护肤、养心护心、养肺护肺、养骨柔筋，怎样简效急救，如何预防癌症等。全书融科学性、权威性、实用性、通俗性和可读性于一体，看得懂、学得会、用得上，是家庭和个人增强健康意识，加强自我保健的良师益友。

健康出幸福，疾病生痛苦！养生保健、强身健体、科学防病，重在实践，贵在坚持。世上本无长生药，人间自有延

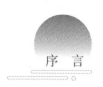

年方！希望这套中医药科普知识丛书，能为广大人民群众的身心健康、幸福生活尽绵薄之力。

湖南省中医药管理局局长　郭子华

于长沙

前　言

　　肝病是指发生在肝脏的病变，主要包括各类型病毒性肝炎、酒精性肝病、脂肪性肝病、药物性肝病、肝癌等。各种慢性肝病如果不加干预，有向肝纤维化－肝硬化－肝癌进展演变的"三部曲"过程。全球有一半以上的肝癌新发和死亡患者在中国，而中国肝癌患者5年总生存率仅为14.1%。所以，早发现、早治疗是肝病防治的重点。

　　中医药治疗各种肝病，具有悠久的历史和确切的疗效，在长期的临床实践和科学研究中积累了丰富的资料和经验。尤其在预防疾病进展、改善临床症状、调节免疫、抗肝纤维化、防癌变等方面，具有整体调节、多靶位效应。

　　我国是肝病大国，全国各类肝病患者已有4亿人，特别是在广大的农村地区，老百姓普遍缺乏肝病知识，从而错失防治的最佳时机。故如何提升人们对肝脏疾病的认知度，让中医药参与肝病的防与治，普及中医养肝护肝知识，是现阶段肝病防控极为重要的环节。

　　由湖南省中医药管理局组织编写的《中医药科普知识丛书》，旨在让群众更加深入了解和认识中医药，进一步普及中医药知识，服务群众健康，为中医药发展营造良好的社会环境，普及农村地区常见病、多发病的中医防治、康复等知识，提升基层群众中医药健康素养。《中医谈养肝护肝》系该丛书之一，全书共分为四个章节，第一章从中医理论来解读肝脏，包括肝的生理特性、生理功能及临床主要证型等；第二章介绍包括病毒性肝炎、药物性肝损伤、酒精性肝病、脂肪性肝病、肝硬化、肝癌、肝性脑病、自身免疫性肝病等常见肝病的诊断、病因、临床表现、治疗及调护；第三章讲解常见肝病的化验检查报告单内容及其临床意义；第四章从饮食、运动、生活起居、情志、中医特色疗法等方面，介绍养肝护肝方法。

　　本书是一本关于中医防治肝病的科普读物，中医特色突出，实用性强，通俗易懂，适合广大肝病患者阅读使用，也可供中医爱好者及中医院校师生研读参考。本书的作者均为湖南中医药大学第一附属医院肝病中心临床一线医护人员，但由于临床任务繁重，编写时间紧张，不足之处在所难免，尚祈广大读者不吝指教和多提宝贵意见，以期今后再版时修改、充实和提高。

　　　　　　湖南中医药大学第一附属医院党委书记、主任医师　陈新宇

目　录

第四章 中医肝好气血足，保肝护肝保健康

第一章

中医眼中的肝病

第一节　中医对肝脏的认识

中医的"肝"和西医学中的肝脏是不一样的。西医的"肝脏"是一个看得见、摸得着的独立器官，属于解剖学概念，它位于人体的右上腹部，是一个具有消化、解毒、代谢等功能的器官（图 1-1）。而中医所说的"肝"，则是一个抽象的概念，它不仅是解剖学意义上的肝脏，更是一个以肝脏为中心，与胆腑相表里、与四肢百骸相通，具有独特的生理功能、病理表现，且与其他脏腑相互影响的一个功能活动系统。

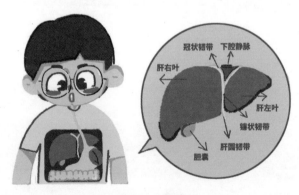

图 1-1　肝脏

为什么中医和西医会有这种认知上的差别呢？因为中医药是在中国古代哲学的基础上逐渐发展起来的一门传统医

学，老话说得好："不懂阴阳，勿论中医，不晓五行，勿谈中医"，不知道联系整体与局部，更无法学好中医。只有领悟好中国古代哲学，追本溯源，才能从根本上理解中医的思维方法和思维特点。因此，应在理解中国古代哲学思想的基础上去了解中医"肝"的特点。

首先，按照中医五行学说，肝对应五行中的木，与四时中的春相通，与五官中的目相联系，同时肝还与情志中的怒相关，所以"春季养肝正当时""养肝明目""大怒伤肝"的说法正是由此而来。其次，肝属木，应春，木遇春而旺，故古代医家将自然界树木生发特性来类比肝的疏泄作用。春季万物复苏，阳气升发，自然界中的树木生发条达，充满生机，而肝就像春季的树木，具有疏通畅达宣泄之性。所谓肝的疏泄作用，就是指肝脏具有保持全身气机疏通畅达，通而不滞、散而不郁的作用。此外，阴阳学说提出，五脏为阴，六腑为阳，其中心肺在上，属阳，肝、脾、肾在下，属阴，故肝为阴中之阳的少阳，少阳有春天、早上之意，如太阳从地平线升起，生长生发之象，与肝气升发、肝为刚脏的生理特性相呼应。古人认为肝为藏血之脏，《六节藏象论》说："肝者……其华在爪，以生血气"。《素问》曰："故人卧而血归于肝"，这些都说明肝脏具有贮藏血液、调节血量、防止出血的功能。

第二节 中医"肝"的生理特性

一、肝为刚脏，体阴而用阳

肝脏又称"将军之官"，将军职责主谋略，性格刚强暴急，而刚，与柔相对，因此肝脏具有刚强的特性，其气急而动，易亢易逆，称"肝为刚脏"。肝的位置在人体膈肌下，位置属阴，同时，肝可以藏血、血属阴性，故又有"肝本体属阴"之说。自然界中凡树木者，均有积极向上、伸展舒畅的特点，肝在五行属木，为风木之脏，则同样具有木性曲直、发荣畅茂的性能，喜通畅条达而恶抑郁，又称"肝主疏泄"，肝的作用属阳性，故称"肝体阴而用阳"。

肝体阴柔，其用阳刚，肝的所谓"刚脏"之性，主要体现在"肝气"方面，人受到精神刺激时，容易出现急躁发怒，又称"肝气太过"，表现为肝气上逆、肝火上炎、肝阳上亢和肝风内动等，则出现眩晕、面赤、烦躁易怒、筋脉拘挛，甚则抽搐、角弓反张等症状；《内经》有"诸风掉眩，皆属于肝"之说，就强调了这一点。相反，如果肝气不足，易使人产生惊、怕的症状。

在生理情况下，肝之体阴需依赖肾之阴精来滋养方能充盈，若肾阴不足，则肝阴亦不足；而肝脏其用为阳，本身具有刚强急躁的特性，肝气易亢易逆，若刚柔不济，则可出现肝气、肝阳常有余的病理特点，所以肝病用药以柔润濡养肝脏本体为主。

故沈金鳌在《杂病源流犀烛》中云："肝，其体柔而刚，直而升，以应乎春，其用条达而不可郁，其气偏急而激暴易怒，故其为病也，多逆。"叶天士《临证指南医案》："肝为刚脏，非柔润不能调和也"，在现行的中医理论体系中被作为肝生理特性的概括。

二、肝主升发，喜条达而恶抑郁

肝气，即肝的脏腑之气，是肝进行生理活动的物质基础和动力。肝在五行属木，肝主升发，指肝气适宜像树木一样向上向外伸展，抽枝发芽，喜欢舒展、顺畅，而不应该被阻遏，故曰"喜条达而恶抑郁"。

肝气宜生发喜条达，只有肝气充沛，肝的各种功能才能正常进行；肝气升发，是指肝气具有向上升动，向外发散以调畅气机的生理特性。肝通于春气，春季为四季之始，阳气始发，为万物复苏、生机勃勃的时机，同时肝的经脉走行可上循至人体头部巅顶联络脑部，故肝气具有生长升发，条达舒畅之特性。当肝的功能正常时，好像春天树木那样条达舒畅，充满生机，这是体现"升发"的现象，肝气升发能激发全身各脏器，使各脏器气机升发，则气血调和、五脏安定、生机不息。但若升发太过，就会导致肝火上炎，肝气郁结，郁而化火，则会出现头痛、眩晕等症候。如果肝气抑郁不畅，人体气机就会壅闭、阻塞，从而引发机体的多种病理变化，如水肿、瘀血、女子闭经等。

第三节　中医"肝"的生理功能

一、肝主疏泄

疏，即疏通；泄，即发散。肝主疏泄，是指全身气机的疏解。气机是否顺畅，都有赖于肝气的疏泄作用。肝是调节全身气机、推动全身血液和津液运行的一个重要环节。元·朱丹溪《格致余论·阳有余阴不足论》首次明确地提出"司疏泄者，肝也"。肝性喜条达而恶抑郁，肝的疏泄功能发挥正常，能使人的气机调畅，精神舒畅；而人的精神情志舒畅，又有助于肝的疏泄功能的正常发挥，使气血流通。肝的疏泄功能对人体的影响，主要表现在以下方面：

（一）疏泄气机

（1）疏通气血津液：人体的气机是指气的升降出入运动。气、血、津液是构成和维持人体生命活动的基本物质，其正常生理功能的维持，均有赖于气机升降出入来相互联系，故肝在疏通全身气血津液中发挥着重要作用。

肝的生理特性是上升、喜动、发散，肝主疏泄的生理功能，关系到人体全身气机调畅，其疏，可疏通气的运行，使其通而不滞；其泄，可使气机发散而不郁结；对全身各脏腑组织的气机升降出入之间进行平衡协调、疏通调节作用。《读医随笔》云："凡脏腑十二经之气化，皆必藉肝胆之气化以鼓舞之，始能调畅而不病。"因此，肝的疏泄功能正常，则气的运动疏散通畅，血的运行和津液的输布也才能畅通无阻，经络通利，脏腑器官方能正常活动。若肝失疏泄，则气的升发不足、疏通不力，则气行郁滞，气机不畅，出现胸胁、小腹胀痛等不适，常称作"肝气郁结"。气机郁滞，血液的运行障碍，则可形成瘀血，而出现胸胁刺痛，或为癥积肿块。气机郁滞，还可导致津液的输布代谢障碍，或聚而为痰，痰气交阻于咽喉，形成"梅核气"，感咽部有异物；或停而为水而成为鼓胀，出现腹部胀大，治疗时均以疏肝理气为主。

（2）促进脾胃运化：脾胃气机升降是全身气机的一个组成部分；食物进入人体，在脾胃进行消化、水谷精微被吸收并传输、将糟粕出体外的过程是否协调，是以脾胃的气机升降来概括的，其中肝气的疏泄起到关键的推动作用；脾胃气机疏通畅达，脾升胃降功能协调，饮食物的消化运动才能正常进行；若肝疏泄功能异常，影响于脾，脾气不升，则腹泻，脾气不通则腹痛，而成为痛泻之证；影响胃，胃气不降，反而上逆则嗳气、呃逆、恶心呕吐，胃气不通则脘腹胀痛。前者称为肝脾不和；后者称为肝胃不和。临床上统称为"木不疏土"。正如《血证论·脏腑病机论》所说："木之性主于疏泄，食气入胃，全赖肝木之气以疏泄之，而水谷乃化；如肝之清阳不升，则不能疏泄水谷，渗泄中满之证，在所不免。"现代医学所讲的很多胃肠疾病，通过调理肝脾胃，多数能起到很好的效果。

（二）调畅精神情志

人的情志活动主要由心神来调节，但亦与肝的疏泄功能密切相关。正常的情志活动需要依赖气血的正常运行，而情志异常亦可导致气血运行紊乱，从而影响机体的生理活动。故肝主疏泄，调畅气机，促进血液运行的生理功能可以影响人的情志活动。肝的疏泄功能正常，则气机调畅，气血和调，心情亦开朗；肝失疏泄，气机不畅，在情志上则表现为郁郁寡欢，情志压抑，称为"因病致郁"；反之，情志活动异常，导致气机失调，也常影响肝的疏泄功能。

在人的情志活动中，对肝主疏泄影响最大的是怒，所谓"怒伤肝"，怒可分为暴怒与郁怒两种情况。暴怒，《素问·举痛论》说："怒则气上"，故暴怒可使肝气上逆，甚至肝风内动，从而引起一系列临床表现，此称为"因怒致病"。郁怒，是敢怒而不敢言，情志不得发泄，可致气郁、气滞，使肝失疏泄，除出现肝气郁结的表现外，进而可发展为肝气犯胃，称为"因郁致病"。以上所说的病，均是指肝病，肝的疏泄功能异常而言（图 1-2）。

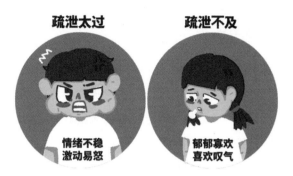

图 1-2 肝主疏泄

同时，在肝气上逆，或肝火上炎时，亦可使人急躁易怒。如《素问·脏气法时论》说："肝病者，两胁下痛引小腹，令人善怒。"治疗时以平肝为主，如《杂病源流犀烛》指出："治怒为难，惟平肝可以治怒，此医家治怒之法也。"

二、肝主藏血

肝藏血是指肝有贮藏血液、调节血量及防止出血的功能。肝的疏泄与藏血功能，相辅相成，共同维持肝的贮藏血液与调节血量的作用，故又有"肝主血海"之称。

（一）贮存血液

肝为"血之库府"，如同血库一般，能够贮藏一定量的血液，以供人体活动所需，发挥其濡养脏腑组织、维持相应功能作用。故《灵枢·本神》曰："肝藏血，血舍魂。"

（二）调节血量

肝除储存血液外，还可根据机体需要，调节人体各部分血量的分配，特别是对外周血量的调节起着重要作用。在正常生理情况下，人体各部分的血量是相对稳定的，随着机体活动量的增减、情绪的变化，以及外界气候变化的影响，人体各部分的血量也随之改变。当人处于安静休息，或情绪稳定时，机体所需血量减少，相对多余的血液回流入肝，并贮藏起来；而当人处于剧烈活动，或情绪激动时，机体所需血量增加，血液则由肝脏输送到经脉，以供全身各组织器官所需。故《黄帝内经·素问》云："肝藏血，心行之。人动则血运于诸经，人静则血归于肝脏。何也？肝主血海故也。"

必须指出，肝有调节血量的功能，前提是人体有充足的血量贮备才能有效地进行调节。

（三）收摄血液

肝可以使血液收摄于血脉之中，不溢出脉外，也就是防止出血的功能。肝藏血功能失调（图1-3），则易导致各种出血。其原因大致有二：一是肝气虚弱，收摄血管无力，如《丹溪心法·头眩》说"吐衄漏崩，肝家不能收摄荣气，

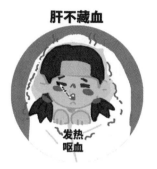

图1-3　肝主藏血

使诸血失道妄行。"二是肝火旺盛，灼伤脉络，迫血妄行。临床上均可出现吐、衄、咯血，或月经过多、崩漏等出血征象。从出血量的多寡、血出之势及兼证上可对引起肝不藏血的原因予以鉴别。其中气虚者宜补肝气；火旺者宜泻肝火。另外，临床所用的止血药，多归肝经。

三、肝调节男子排精与女子月经生殖功能

　　肝脏可影响男女的生殖机能，人体肾气的开阖及气血是否顺畅，都跟肝主疏泄、调畅气血的功能有直接关系，肝的功能失调，则男子的排精、女子的月经均会受到影响。对于男子的排精，朱丹溪在《格致余论》中说："主闭藏者肾也，司疏泄者肝也"，说明男子精液的正常排泄，是肝、肾二脏合作的结果。肝疏泄功能正常，则精液排泄通畅有度，肝失疏泄，则排精不畅；若男性经常抑郁寡欢，肝气郁结，便易

出现性功能下降、遗精、早泄等症状。而气机调畅是女子经血排泄能否通畅有度的重要条件之一，亦受肝主疏泄功能的影响。肝主疏泄功能正常，则月经周期正常，经行通畅；若肝主疏泄功能不及，则月经周期紊乱，经行不畅，甚或痛经，难以受孕。因此，很多生殖机能障碍，也需要从疏肝理气等角度进行调理。

四、肝与组织器官

（一）肝与目

（1）肝开窍于目：肝的精气与目相通，肝的本源经络足厥阴肝经向上与目系相连，故两目的视力要依靠肝气的疏泄和肝血的濡养才能发挥正常的视觉功能。《素问·五脏生成篇》说："肝受血而能视。"《灵枢·脉度》说："肝气通于目，肝和则目能辨五色矣。"肝的功能正常则目光有神、视物清楚。肝的功能受损，也可以反映在目的病变上。如肝阴不足，则两目干涩；肝血不足，则夜盲或视物不清；肝经风热，则目赤痒痛；肝火上炎，则目赤肿痛；肝阳上亢，则头晕目眩；肝风内动，则两目斜视等。可见，肝经和眼病有很大关系，临床上常通过疏肝理气，或者滋补肝阴，或者柔肝养血等方法来治疗眼病（图1-4）。

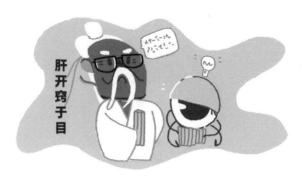

图 1-4 肝开窍于目

（2）肝在液为泪：眼睛是肝脏的"窗口"，泪从眼出，眼泪有濡润眼睛、保护眼睛的功能。正常情况下，泪液是濡润眼睛而不向外溢出，但在异物侵入眼睛时，泪液大量分泌，起到清洁眼球和排除异物的作用。在病理情况下，肝的病变常可从泪液的分泌中表现出来，如肝阴血不足时双目干涩，实质上是泪液的分泌不足；如肝经风热，亦可见目眵与流泪增多。

（二）肝与筋

筋，包括现代所称的肌腱、韧带和筋膜。筋有连接和约束骨节、主持运动、保护内脏等功能，能维持肢体的伸、屈、展、旋等活动，使全身肌肉关节运动自如。在五脏当中，筋和肝的关系最为密切（图 1-5）。

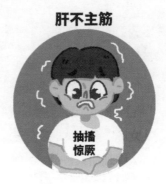

图1-5　肝与筋

（1）肝主筋：人体全身筋膜依赖于肝血的濡养。《素问·经脉别论》说："食气入胃，散精于肝，淫气于筋。"只有肝血充足，肝所获得的精气才能布散到筋，使周身筋膜得以充分的营养，关节才能屈伸自如，周身强劲有力。若肝之气血不足，筋失滋养，就会发生病变，出现手足震颤、肢体麻木，甚则屈伸不利等症，如《素问·上古天真论》所说："丈夫……七八，肝气衰，筋不能动"。若邪热伤津，津伤血耗，血不养筋，可见四肢抽搐、角弓反张、牙关紧闭等症状。

（2）肝病及筋，引起诸筋病变。《素问·痿论》："肝气热则胆泄口苦，筋膜干，筋膜干则筋急而挛，发为筋痿。"说明肝病日久，筋膜失去滋养，引起筋的各种病变。

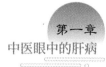

（三）肝与胁

胁是人体部位名称，指侧胸部，腋下肋骨所在处，即腋下为胁。《医宗金鉴》云："其两侧自胸以下，至肋骨之尽处，统名曰胁。"因肝胆经络循行过胁部，经气流利则胁无生病之虞，故胁部疼痛是肝胆病的重要体征，若肝胆气机不利，则易出现胁痛，多从肝胆论治。《景岳全书》有"胁肋胀痛者，肝之经病"说法。

（四）肝与爪甲

爪即指甲，为筋之余，肝与爪甲有密切关系。《素问·五脏生成论》有云："肝之合筋也，其荣爪也"，指肝血的盛衰可以体现在爪甲的荣枯变化上，肝血充盈，则指甲坚厚、颜色润泽。若肝血亏虚，则指甲软薄而脆、颜色枯萎，甚则发生指甲中间凹陷的现象。老年人机体气血渐衰，肝血不荣，则出现爪甲枯脆的现象。所以临床上常以指甲的坚脆厚薄与颜色的枯萎润泽，来判断肝和筋的生理、病理变化，有一定参考价值。

五、肝与其他脏腑的关系

人体是一个统一的有机整体，由脏腑、经络、形体和官窍等所构成。各脏腑、组织、器官的功能活动不是孤立的，而是整体活动的一个组成部分，它们在生理功能上相互制约、相互依存、相互为用；而且脏腑之间是以经络为联系通道，在气血津液环周于全身情况下，使各脏腑组织形成了一个非常协调和统一的整体。以下主要从肝脏及其他脏腑生理功能来阐述其相互作用（图1-6）。

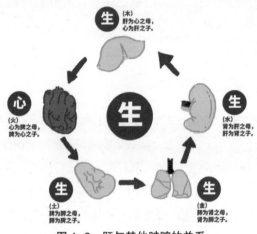

图1-6　肝与其他脏腑的关系

（一）肝与心的关系

心主血脉，肝主藏血；心主神志，肝主疏泄，调畅情志。故心与肝的关系，主要表现在血液运行和精神、情志方面。

1. 血液运行方面

心主行血，是一身血液运行的枢纽，推动血液在全身经脉内运行不息；肝藏血，是贮藏血液的重要脏器，能调节全身各脏腑组织器官的血量分布。因此，人体的血液，来源于脾，贮藏于肝，通过心以运行全身，营养全身各个组织。心之行血功能正常，则血运正常，肝有所藏；若肝不藏血，则心无所主，血液的运行必致失常。正是由于心和肝在血行方面密切相关，故在临床上"心肝血虚"常同时出现。

2. 精神和情志方面

心主神志，为五脏六腑之大主，精神之所舍；肝主疏泄，调畅情志。精神和情志活动，均以血液为物质基础，而心肝两脏在血液运行方面关系密切。故心肝两脏共同调节人的精神、情志活动。由于情志所伤，多化火伤阴，心与肝相互影响，心肝阴血不足，临床上表现为心慌，心悸，面色不华，舌质浅淡，脉细无力，头晕目眩，妇女月经涩少，失眠多梦等。

（二）肝与胆的关系

胆位于肝之短叶之间，与肝相连，二者解剖位置相近；肝与胆在五行均属木，经脉又互相络属，构成脏腑表里，肝主疏泄，胆主通降，肝与胆的关系，主要表现在消化功能和精神情志活动方面。

1. 消化功能方面

胆汁的形成是"借肝之余气，溢入于胆，积聚而成"，故胆汁来源于肝，为肝之余气所化生；胆囊贮存胆汁后，使胆汁排泄到肠道，帮助小肠消化食物。其胆汁排泄于小肠的过程，又有赖于气机的调畅。所以胆的活动，胆汁的分泌与排泄实际上取决于肝主疏泄的功能。肝的疏泄功能正常，则胆汁排泄通畅，有助于食物的消化吸收；反之，胆汁排泄不畅也会影响肝的疏泄，所以肝胆证候常同时出现。若肝失疏泄，影响胆汁的分泌与排泄，则胆汁量少而稠，排泄不畅，容易出现胁下胀痛、口苦、纳食不化，甚至出现黄疸、结石等症状。所以临床上，胆系疾病，如胆石症等，一定要保持情绪舒畅，否则，可引起肝失疏泄而加重病情。

2. 精神情志方面

肝主谋虑，胆主决断，从情志意识过程来看，谋虑后必须决断，而决断又来自谋虑，肝胆两者相互配合，相互作用，人的精神意识思维活动才能正常进行。故《类经·脏象类》曰："胆附于肝，相为表里，肝气虽强，非胆不断。肝胆相济，勇敢乃成。"

（三）肝与脾的关系

肝藏血而主疏泄，脾统血主运化。肝脾两脏的关系主要表现为疏泄与运化、藏血与统血之间的相互关系，具体体现在饮食水谷的消化吸收和血液两个方面。

1. 消化吸收方面

肝分泌胆汁，输入肠道，帮助脾胃对食物的消化。所以，脾得肝之疏泄，则升降协调，运化功能健旺。若肝失疏泄，则无法帮助脾消化食物，从而引起"肝脾不和"的病理变化，可见精神抑郁，胸胁胀满，腹胀腹痛，泄泻便溏等症；脾主运化，为气血生化之源。脾气健运，水谷精微充足，才能不断地输送和滋养肝，肝才能得以发挥正常的作用。《医宗金鉴·删补名医方论》："肝为木气，全赖土以滋培，水以灌溉。"

2. 血液方面

血液的循行，虽由心所主持，但与肝、脾有密切的关系。肝主藏血，脾主生血统血。脾气健运，血液的来源充足，则生血统血机能旺盛，且血不溢出脉外，则肝有所藏。若脾虚气血生化无源，或脾不统血，失血过多，均可导致肝藏血不足。此外，肝血充足，疏泄正常，气机调畅，方能使气血运行无阻，并根据人体生理活动的需要来调节血液。若肝脾受损，统藏失司，即可导致出血。

此外，如脾胃湿热、郁蒸肝胆、胆热液泄，则可形成黄疸。可见，在病理上肝病可以传脾，脾病也可累及肝，肝脾两脏的病变常是互为影响的。

（四）肝与肾的关系

肝肾之间关系极为密切，有"肝肾同源"之说。肝藏血，肾藏精。藏血与藏精的关系，实际上是指精和血之间可以相互滋生和相互转化。

1. 精血互生

血的化生，有赖于肾中精气的气化；肾中精气的充盛，亦有赖于血液的滋养。所以说精能生血，血能化精，精与血都化源于脾胃消化吸收的水谷精微，故称"精血同源"。在病理上，精与血的病变亦常相互影响。如肾精亏损，可导致肝血不足；反之，肝血不足，也可引起肾精亏损。

2.藏泄互用

肝主疏泄，肾主闭藏，二者功能是相互制约、相互调节。肝气疏泄功能正常，则肾气闭藏而开阖有度；肾气闭藏又可制约肝之疏泄功能太过，也可帮助其疏泄不及。这种关系主要表现在女子月经来潮和男子泄精的生理功能方面；若二者失调，则可出现女子月经失调、经量过多，或闭经；男子遗精滑泄，或阳强不泄等症。

3.阴液互养

五行属性中肝属木，肾属水，水能生木，所以肾阴能涵养肝阴，使肝阳不上亢，肝阴又可资助肾阴再生。在肝阴和肾阴之间，肾阴是主要的，只有肾阴充足，才能维持肝阴与肝阳之间的动态平衡。同时，肝肾同源，肝肾阴阳，息息相通，相互制约，协调平衡，故在病理上也常相互影响。如肾阴不足可引起肝阴不足，阴不制阳而导致肝阳上亢，称为"水不涵木"；如肝阴不足，可导致肾阴的亏虚，而致相火偏亢。反之，肝火太盛也可下劫肾阴，形成肾阴不足的病理变化。

（五）肝与肺的关系

肝主升发，肺主肃降，肺与肝的关系，主要表现在气机升降和气血运行方面。

1.气机升降

人体肺的位置在膈肌以上，其气机以肃降为主；肝在膈肌以下，其气机以升发为主，只有升降得宜，才能气机调畅，脏腑功能正常。人体的精、气、血、津液等物质运行以肝肺为枢纽，有升有降，从而维持人体气机的正常升降运动。若肝上升太过或肺下降不及，则气火上逆，可出现咳嗽喘息，甚至咯血等表现，称为"肝火犯肺"；相反，肺失清肃，出现内生燥热，亦可影响及肝，使肝失条达，疏泄不利，则在咳嗽的同时，出现胸部和胁肋部牵扯痛或胀痛、头晕头痛、面红目赤等症状。

2.气血运行

肝肺的气机升降，实际上也是气血的升降。肝主藏血，调节全身血液；肺主调节全身气机。气机的调节需要得到血液的濡养，而肝向全身各处输送血液又必须有气的推动来帮助。总之，全身气血的运行，虽依赖心所主导，但又受到肺主治节、肝主疏泄和藏血作用的制约，故肝肺两脏对气血的运行也有一定的调节作用。

第四节　中医肝病的临床证型

一、肝血虚证

肝血虚证，是中医肝病的一种类型。那何谓肝血虚证呢？

　　首先，必须了解肝血虚证的症状，可以将其分为血虚症状和中风症状。其一，血虚症状是肝血虚证的基本表现，可以形象理解为草木失去了水分的滋养就会枯萎，失去生机。肝血不足，头面部则会头晕目眩，视力减退，面唇色白；指甲则会干枯质脆；四肢则会麻木；晚上精神得不到血的濡养，则会失眠多梦；肝血对女性更为重要，肝血不足常会出现月经量少、色淡，甚至闭经；脉象细或弱，即脉就像细线一般或跳动不明显，脉道不充盈；舌象则多呈淡白（图1-7）。其二，中风，主要表现为肢体震颤，手脚屈伸不利，甚则肌肉跳动，为肝血不能濡养筋脉所致。

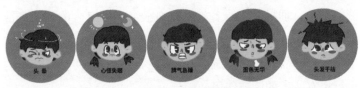

图1-7　肝血虚

　　其次，必须了解肝血虚证的病因病机。肝血虚证多与肝、脾、肾三脏相关，主要原因可以归纳为生血不足与耗血失血。肝的正常功能是贮藏血液和调节血量，肝中血液可以濡养肝。当肝藏血功能失常，就会出现血虚证。可能出现如下几种情况：其一，肝病日久，影响肝藏血功能；其二，失血过多，损及肝脏，也会出现肝血虚证；其三，脾胃虚弱时，人体就无法有效转化食物营养成为血液养分，此时肝血也会不足；其四，肝肾同源，即精血同源之意，精与血相互濡养，肾精不足时，也会发生血液不足；其五，久病者，发生脾肾两虚的情况。

最后，必须了解肝血虚证的日常调摄。其重点在于肝可以藏血，血可以养肝，因此须以养血为要。血虚多非一日之弊，常早埋祸根。因此，针对性地改善肝血虚状况，须从日常生活调养做起，正如高楼起于地基，血虚调于日常。日常调摄需谨记两点：饮食与劳休。平时可喝点红豆粥养血；也可以在煲汤中加点当归，冬天时更可以煲当归羊肉汤；可以泡玫瑰花、红枣养血，适当地在茶饮中加一点黄芪补气，能更好地发挥补血作用。过度劳倦常会耗伤肾精，所以必须重视休息，包括工作、性生活、锻炼等都要把握适度原则，避免过犹不及。

综上所述，把握肝血虚、生血与耗血失衡的原因，谨守饮食与劳休适度的原则，即可在日常生活中防微杜渐。当然，如果上述肝血虚的症状较为严重，必须及时就医。

二、肝阴虚证

肝阴虚证，是中医肝病的一种类型。那何谓肝阴虚证呢？

首先，必须了解肝阴虚证的临床症状表现，可以将其分为阴虚症状和中风症状。其一，阴虚症状是肝阴虚证的基本表现，肢体失去阴液的滋润则表现出形体消瘦的症状，阴虚如同火旺蒸水则会出现口咽干燥、低热、盗汗、面颊潮红等症状。其二，中风症状是肝阴虚证进一步发展的表现，主要表现为手脚震颤、蠕动，或者肢体抽搐，眩晕、耳鸣等。总体上，中医脉象上表现为脉弦细数，即触之如同琴弦般细长，脉搏跳动也很快；舌象表现为舌红少津。

　　其次，必须了解肝阴虚证的病因病机。肝阴虚主要原因可以归纳为阳盛多热与阴虚血少。古人通过对人体与大自然的长期观察，认为肝脏的实质属阴，功能发挥属阳。可以形象理解为树木挺拔坚硬（功能发挥）却离不开水分的滋养（实质），此即为"肝体阴而用阳"。另外，阴阳二者具有此消彼长的特点，阳长则阴消，阴长则阳弱，如同夜晚与白天，水与火，南与北一般。因此，当肝脏功能发挥太过或滋养肝脏的阴液生成不足时，就会出现阳盛多热或阴虚血少的状况。

　　最后，必须了解肝阴虚证的治疗与调摄。治疗上，中医常治以滋阴息风，多用三甲复脉汤、大定风珠等中药汤剂。当然，如果上述肝阴虚的症状较为严重或出现手脚震颤等中风先兆，必须及时就医，切勿自行治疗。调摄上，须在起居饮食中注重阴阳平衡，凡事适度为宜，谨记物极必反。阳盛多热伤阴者，或需做好情绪管理；或需警惕热病过久伤肝阴，及早就医；或需控制饮食，忌食辛燥苦辣食物。阴虚血少者，或需细细调养，结合茶饮、煲粥、煲汤等方法，多食滋阴之品，如山药、蜂蜜、红枣、枸杞等；或减少劳倦，诸如性生活、工作、锻炼等均以适度为要，避免肾阴不足，累及肝阴。

三、肝郁气滞证

肝郁气滞证，即肝气郁结，是中医肝病的一种类型。那何谓肝气郁结呢？

首先，必须了解肝郁气滞证的临床症状表现。主要表现为情志抑郁，胸胁或少腹胀痛。具体而论，或感觉咽部有异物感，或颈部有肿块，或胁下有肿块，妇女可见乳房作胀疼痛，月经不调，痛经，病情轻重与情绪变化关系密切。中医脉象上表现为弦脉，即触之如按琴弦；舌象表现为舌苔薄白。

其次，必须了解肝郁气滞证的病因病机。中医认为肝主气机、肝主情志、肝主疏泄、条达，如果肝脏的这些功能被抑制，就会出现肝气郁结。正如树木向上生长被抑制，则条达之性无法发挥，只能向旁生长以致畸形。当然，上述内因不能完全解释肝郁气滞的原理，中医还有三因学说，分为外因、内因、不内外因。肝郁气滞最常见内因是情志因素，有人如林黛玉般玻璃心，爱生闷气，心思细腻，比较敏感，常常忧愁思虑，则往往最易肝郁气结。相反，乐天派多不会发生肝气郁结。另一内因则是体质因素，尤其女性体质最易肝气郁结。而外因诸如感受邪气，病毒入侵，也常常可以诱发内因，从而诱发、加重肝气郁结。

最后，必须了解肝郁气滞证的治疗与调摄。治疗上，中医常治以疏肝理气，多用柴胡疏肝散、逍遥散等。当然，如果上述肝郁气滞证的症状较为严重，必须及时就医，切勿自行治疗。调摄上，早在《黄帝内经》就给出了答案，即饮食有节、起居有常、不妄作劳，劳逸结合，这就强调人们做好日常养生，规律生活，凡事适度为要。也可适当地结合茶饮，稍加玫瑰花、橘皮、菊花等，进行饮食调摄。

四、肝火上炎证

肝火上炎证，类似于老百姓通常讲的"肝火比较旺"。当你生气、肝郁时，郁到一定程度，就会有化火的表现。中医认为，肝火旺是指肝气亢盛之热象，多因七情过极、肝阳化火或肝经蕴热所致。

它的临床症状比较常见，如胁痛，呕吐，眩晕，头痛，易怒，暴怒，头昏耳鸣，耳红目赤，然后还有吐血和衄血（鼻孔出血）等。但也常常需要仔细鉴别，如①肝郁化火胁痛的疼痛特点跟肝气郁滞是有一些区别的。肝火上炎的胁痛，它是以灼痛而烦躁为主，经常会呕吐苦水。②眩晕和头痛，自己感觉头晕不支，觉得头部的经脉会"跳"，且"痛如刀劈"，或者以胀痛为主。③耳鸣耳聋，都偏于突发，不像肾亏的耳鸣是缓缓而来。肝火上炎的耳鸣和耳聋都是突然发作，鸣声如潮。④吐血和衄血也是一样，也是骤然发作，出血量比较大。⑤肝郁化火还可以经常见到大便干燥，小便热痛，面赤目赤，口苦口干等表现。以上都是肝火上炎所表现出来的症状。

肝火上炎证多因情志不遂，或情志火暴，暴怒失控，或情绪抑郁，郁久化火，或体内邪热内盛所致。火性上炎，所以肝中之火就会向上，出现肝火上炎证。

针对肝火上炎证的调摄，多在饮用水里加点可降肝火的中药，如金银花、玫瑰花、菊花都具有清肝泻火的作用。也要针对病因做好预防，重在调控情绪，应避免情绪刺激，保持平和的心态。另外，针对体内邪热内盛的患者，要注意避免过食辛辣、肥甘厚腻，以免生痰生热诱发本证。

综上所述，针对肝火上炎证，关键在于保持好心情。当然，如果上述肝火上炎证的症状较为严重，必须及时就医，专科诊治。

五、肝风内动证

肝风内动证，是中医肝病的一种类型。那何谓肝风内动证呢？

肝风内动主要表现的症状是昏厥，痉挛，麻木，眩晕，头痛，口眼歪斜等。医师必须仔细鉴别这些症状，如①昏厥，主要的表现是猝然昏倒，不省人事，伴有抽搐、口吐涎沫。②痉挛，是指头项强直，四肢挛急，不能屈张，甚至会出现角弓反张的表现。③麻木，一般表现为手、足、面，还有唇部，像蚂蚁来回跑一样，略微有一些"麻而痒"的感觉。④眩晕、头痛跟肝郁化火的表现有略微区别。它的表现是头昏眼花，行走时感觉轻飘飘的，头部表现为扯痛——抽扯而痛。⑤昏厥之后，经常会出现口眼歪斜、语言謇艰涩、半身不遂等后遗症，类似于现代医学里提到的"脑梗死"。

肝风内动证的病因病机，多因身体虚弱，气血不足，加之风、火、痰、瘀等病邪久居体内。情志异常可致肝阳盛，厚腻饮食可生痰热致肝热盛，房事过度可致肾阴虚，年老可见血虚，以上种种原因也可相互作用，导致肝风内动证的四种不同类型，即肝阳化风、热极生风、阴虚动风、血虚生风。①肝阳化风，即肝阳向上，引动肝风，表现出以眩晕欲仆，步履维艰为主。②热极生风，即邪热炽盛，催动肝热，属于实热证，表现出一派热象。③肾阴虚动风，即阴血亏虚，筋络虚损，虚风内动，表现出以手脚蠕动，眩晕耳鸣为主。④血虚生风，即阴血亏虚，虚风内动，表现出以身体震颤，筋脉拘急，肌肉蠕动为主。

中医治疗肝风内动证，常治以凉肝息风，最经典的方子有天麻钩藤饮、镇肝熄风汤、大定风珠、羚角钩藤汤等。在日常调摄方面，应避免情绪刺激，保持平和的心态；也要控制饮食，避免烟酒，多食清淡的食物，少食肥甘厚腻之品；

性生活、锻炼、劳动都要适度。如果已经肝风内动并处于恢复期，更要注意以上的调护。

六、肝胆湿热证

肝胆湿热证，是中医肝病的一种类型。那何谓肝胆湿热呢？

首先，了解肝胆湿热证的临床症状表现，将其分为肝胆湿热、脾胃不足与会阴部湿热症状三方面。肝胆湿热方面，可见胁肋胀痛，或胁下有肿块。按之疼痛，目黄、身黄、小便黄，发热。脾虚不足方面，可见，食欲不振，恶心呕吐。会阴部湿热疱状，可见阴囊湿疹，或睾丸肿胀热痛，或带下黄臭，外阴瘙痒。中医脉象上表现为弦数，即触之如同琴弦般细长，脉搏跳动也很快；舌象表现为黄腻。

其次，了解肝胆湿热证的病因病机。主要原因为外感湿热之气与内伤饮食，或久居潮湿之地，或淋雨，或长期酗酒，或饮食厚腻，或饮食不洁，或饮食生冷。以上种种均可能导致老百姓所说的湿气重，又结合个人体质或致病因素偏热性，就会产生湿热病邪，湿热病邪郁阻于肝胆，而成肝胆湿热证。

最后，了解肝胆湿热证的治疗与调摄。治疗上，中医常治以清利肝胆，多用龙胆泻肝汤等。当然，如果上述肝胆湿热证的症状较为严重，必须及时就医，切勿自行治疗。调摄上，需注重以下三点。其一，饮食调理：饮食稍加薏米、红豆等清热利湿之品；忌烟酒、辛辣、肥甘厚腻食物，多吃青菜；保证饮食卫生。其二，保持心态平和：日常应该保持心态的平和，遇到事情要看开一点、大度一点，有助于肝气顺畅，进而有助于外排湿热之邪。其三，坚持锻炼：适度地锻炼出汗有助于湿邪从汗液而出。

七、肝郁脾虚证

肝郁脾虚证，是中医肝病的一种类型。那何谓肝郁脾虚证呢？

首先，了解肝郁脾虚证的临床症状表现，可以分为肝郁与脾虚两方面症状来理解。肝郁方面，主要表现为情志抑郁，或胁下有肿块，妇女可见乳房作胀疼痛，月经不调，痛经，病情轻重与情绪变化关系密切。脾虚方面，主要表现为饮食不佳，腹部胀闷感，四肢倦怠，大便溏泻等。中医脉象上表现为脉弦或缓，即触之如同按琴弦，或脉搏跳动缓慢；舌象表现为舌苔薄白。

其次，了解肝郁气滞证的病因病机。也可以分为由肝及脾，或由脾及肝两方面理解。由肝及脾方面，多因情志不遂，郁怒伤肝，肝脏本性如木，喜条达舒畅，肝气被郁，则会侵犯脾土，进而出现脾虚的症状。由脾及肝方面，多因饮食不节、劳倦太过所致，导致损伤脾气，脾脏喜燥恶湿，脾脏被伤，则脾脏湿气过多，进而湿壅木郁，肝失疏泄。

最后，了解肝郁气滞证的治疗与调摄。中医常治以健脾疏肝，以健脾为主，多用痛泻要方等。当然，如果上述肝郁脾虚证的症状较为严重，必须及时就医，切勿自行治疗。调摄上，也可以分为肝郁与脾虚。针对肝郁，应常常保持好心情，建立正确的人生观、幸福观、世界观，别想太多，欲望也别太多，遇到不高兴的事，要善于调解自己的心情，及时寻求心理辅助，寻找合适方式宣泄不良情绪。针对脾虚，可用食补，最好的食物就是山药薏米芡实粥。胃寒可去薏米；胃热可去芡实、山药，换成绿豆，如绿豆薏米粥，祛除湿热，对于肝旺脾虚，舌苔黄腻的人，最为对症。每日也可稍吃些小枣，既补血健脾，又益气通便。此外，经常按摩小腿脾经，再重点刺激公孙穴，配合内服药粥，健脾也并非难事。

第二章
中医治疗肝病有良方，预防肝病有良策

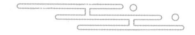

第一节　病毒性肝炎

一、什么是病毒性肝炎

病毒性肝炎是由多种肝炎病毒引起的以肝脏损害为主的一组全身性传染病。主要临床表现以疲乏、食欲减退、肝肿大、肝功能异常为特征，部分患者出现黄疸或无症状。根据肝炎病毒的不同类型，一般可分为甲型病毒性肝炎（HAV）、乙型病毒性肝炎（HBV）、丙型病毒性肝炎（HCV）、丁型病毒性肝炎（HDV）和戊型病毒性肝炎（HEV）五型（图2-1），其中甲型和戊型主要表现为急性肝炎，乙、丙、丁型主要表现为慢性肝炎并可发展为肝炎肝硬化和肝细胞癌。另外还有巨细胞病毒、EB病毒等非嗜肝病毒肝炎，较为少见且多为急性感染。

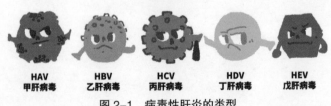

病毒性肝炎

| HAV | HBV | HCV | HDV | HEV |
| 甲肝病毒 | 乙肝病毒 | 丙肝病毒 | 丁肝病毒 | 戊肝病毒 |

图 2-1　病毒性肝炎的类型

病毒肝炎的中医治疗原则：病毒性肝炎表现有虚实、阴阳、湿热等不同证型，根据证型不同治疗重点各不相同。病毒性肝炎早期主要是湿热、疫毒、寒湿为患，故当祛邪以消除病源，通过清热、解毒、利湿、温化，给邪以出路。肝热病多以湿热夹毒为患，治疗时若病重药轻，祛邪不力，致湿热毒邪未能祛尽，残留体内，迁延日久，必将形成肝著病。病毒性肝炎病位在肝胆，与脾、胃、肾诸脏相关，故顾护肝脾肾功能贯穿始终，即疏肝健脾，活血化瘀，以改善肝郁脾滞、瘀血阻络的病机，防止转变为积聚、鼓胀；久病注意预防肝肾阴虚，扶助正气，即滋补肝肾、健运脾胃。通俗来讲，病毒性肝炎患者除了及时临床对症治疗，患者也应加强营养、适当休息。

二、五型病毒性肝炎的传染源、传播途径和易感人群

（一）甲型病毒性肝炎（HAV）

1. 什么是甲型病毒性肝炎？

1988 年 1～3 月上海甲型肝炎大流行，发病近 30 万例，病死 47 例。流行病学调查发现是因为食用了甲型肝炎病毒污染的毛蚶引起的。那么什么是甲型病毒性肝炎呢？

甲型病毒性肝炎，俗称"甲肝"，是甲型肝炎病毒（HAV）

主要经 "粪－口传播" 途径所引起全身性急性传染病。病毒感染者为主要传染源，其粪便中排出大量的肝炎病毒会污染水源、食物和周围环境，人们一旦密切接触这些污染物，就可能导致发病。食物和饮水传播往往引起暴发流行。我国华东沿海地区往往因食用（生食或半生食）海产品而造成流行。如食品加工者若为 HAV 感染者或潜伏期患者，也会因污染食品而引起病毒传播。水源被污染是造成水型传播甲肝的主要原因。甲型肝炎常呈秋冬和春季流行高峰，社会卫生条件差是甲肝流行的重要因素之一。近年来，随着环境卫生的改善已大大减少，但在一些农村地区可能会因井水或池塘等水源污染而造成局部流行。

2. 易感人群及传播

甲肝在全球是一个最严重的公共卫生问题。人对 HAV 普遍易感，但绝大多数为隐性或亚临床型感染，经济落后国家发病率相对较高。15 岁以下儿童和青少年最容易患甲肝，因成年人显性/隐性感染后获得了持久的免疫力，甲肝患病率明显下降。部分未曾感染过甲肝病毒的成年人，尤其是老年人，患甲肝后症状都较重，病死率比儿童高，所以不能轻视。对于孕产妇也更应该防止甲肝发生。

3. 预后

甲肝发病大都为无黄疸型肝炎，症状类似感冒或者胃病，有发热、怕冷、疲乏无力、不思饮食、恶心呕吐、厌油等现象，容易被误认为是感冒或者胃炎。甲型肝炎为自限性疾病，除少数急性重型肝炎以外，绝大多数病例预后良好，不转为慢性肝炎。急性甲肝治疗无特效药物，原则以适当休息、合理营养为主，辅以药物支持疗法和对症治疗。应避免饮酒、过劳。孕妇患甲型肝炎的预后也良好，且不会传染给胎儿。

4. 预防

（1）早期发现甲肝传染源应立即按消化道传染病进行隔离。隔离期为发病后3周。隔离患者后还要对其居住、工作、活动频繁场所尽早进行终末期消毒。

（2）积极改善居住和卫生条件，提高个人和集体卫生意识，养成餐前便后洗手的良好习惯。共用餐具应消毒，加强水源、饮食、粪便管理，把好"病从口入"关。提高"公筷"使用意识。

（3）对密切接触甲肝患者的易感者，在暴露后2周内可用免疫球蛋白（丙种球蛋白）进行预防注射，越早越好。响应国家号召接种疫苗是控制甲肝流行的根本措施，也是我国控制甲肝流行的主要手段。易感人群（儿童和血清HAV-IgG阴性者）均应接种甲肝疫苗。

（二）乙型病毒性肝炎（HBV）

1. 什么是乙型病毒性肝炎？

小李是县城工地上的一名水泥工，这活虽然脏点儿、累点儿，但是离家近，农忙时节也能给家里搭把手，他本来还挺知足的。但是最近一次体检后，吃饭的时候工友们都有点躲着他，还把他的饭盒远远地单独放一边，生怕挨到其他人的饭盒。有时候小李还感觉到两三个工友背着他窃窃私语，这让他非常苦恼又自卑。这到底是怎么了呢？原来那天工头拿回来大家的体检报告，小李的单子上有好些个红色箭头，有个工友凑过去一看，大呼一声："原来你是大三阳啊！这可是传染病啊！"这个爆炸性的消息一传开，才导致前面说到的小李的境遇和他的苦恼自卑。那到底什么是"大三阳""小三阳"呢？真如小李工友们说得那么严重吗？今天来给大家科普一下，乙肝是如何传播的及如何做好乙肝的预防工作。

乙型病毒性肝炎（简称乙肝），是一种由乙型肝炎病毒（HBV）引起的肝脏疾病。一般肝功能检查单上乙肝表面抗原（HBsAg）表示体内是否存在乙肝病毒，再结合乙肝 E 抗原（HBeAg）是否阳性分为俗称的"大三阳"和"小三阳"。乙肝是一种常见的传染病。据 WHO 报道全球约有 2.57 亿慢性乙肝患者，现今我国也有约 7000 万慢性乙肝感染者。在我国，乙肝可以说是个"时代病"。以前由于疫苗接种不普及和卫生条件不达标，乙肝是很普遍的。自 1992 年我国将乙肝疫苗纳入新生儿计划免疫规划管理以来，其流行率已由 1992 年的 9.75% 降至 2016 年的 6.1%，由高地方性流行降至中地方性流行水平。生活中，有许多患者不知道自己是怎么染上此病的，也担心将乙肝传染给身边的人。

2. 易感人群及传播

如果发现身边有乙肝病毒感染者，那怎么办？千万不要带着有色眼光看待乙肝病毒感染者，觉得乙肝猛如虎，一起吃个饭，握个手就能传染。相反，乙肝病毒的传染条件十分苛刻，乙肝病毒不经呼吸道和消化道传播，日常的人际交往，如拥抱、握手，在一起工作、学习、用餐、共用厕所等都不会传染。比如，你和乙肝患者（且他体内病毒处于活跃期）一起吃饭，基本是安全的。如果患者带有病毒的口水黏到食物上，你把他的食物抢走吃了，恰好你有口腔溃疡或者牙龈出血，又不幸食物上带病毒的口水黏到你的伤口上，你又没打乙肝疫苗，这样你才会被感染，是不是有种多个巧合碰到一起的感觉？像前文中小李工友们的表现，其实"大可不必"。此外乙肝重要的传播途径是母婴传播。

3. 预后

目前全世界仍无治愈乙肝的特效药物，但经抗病毒等系统治疗，能有效抑制乙肝病毒，控制疾病的进展。现在国家政策也越来越好，抗病毒药品降价很多。建议乙肝患者积极对待，要在医生的指导下合理用药，且不要认为病毒指标转为阴性就立马不再治疗，随意停用抗病毒药物，何时停药要听从医生的安排。

4. 预防

除了正确认识乙肝病毒的传播途径、消除对乙肝患者的歧视外，还要学会如何做好预防传染工作。

（1）首要就是接种乙肝疫苗。接种乙型肝炎疫苗是预防乙肝病毒感染最有效的办法，其乙肝感染阻断率超90%。我国自2002年起免费为新生儿接种乙肝疫苗；接种后产生保护性抗体（抗–HBs）在95%以上，即使母亲是乙肝病毒携带者其阻断率仍高达87.8%。

乙肝疫苗适宜接种人群：

①新生儿、婴幼儿及学龄前儿童。

②HBsAg阳性者的配偶、家庭成员及其他从事有感染乙肝危险职业的人，如密切接触血液的人员、医护人员（如牙科、传染科）、血液透析患者等。

③意外暴露于乙肝病毒（HBV）的人，如意外被乙肝表面抗原（HBsAg）阳性血液污染的针头刺伤，或被HBsAg阳性血液溅入眼结膜或口腔黏膜，或输入HBsAg阳性的血液等，均应接种乙肝疫苗。

④HBsAb保护性抗体阴性者。在当地疾控中心或者社区医院可进行接种。

（2）要养成良好的生活卫生习惯。如果家中有乙肝病毒感染者要注意将内衣分开洗晒，不要共用牙刷、指甲剪、剃须刀等易造成出血的器具。

（3）避免性传播：夫妻双方，凡一方HBsAg阳性，另一方未感染过HBV，应接种乙肝疫苗；生活上要自律，避免性泛滥。

（三）丙型病毒性肝炎（HCV）

1. 什么是丙型病毒性肝炎？

"妈妈，你的丙肝终于可以治好了！医药费我已经打到你的银行卡上，你等会就去县医院找医生给你检查、开药！"一大早，阿梅就兴冲冲地给老家的妈妈打电话。原来，多年前阿梅的妈妈不幸从山上摔下来，通过手术捡回一条命，谁知康复后检查却得了丙型肝炎！一问才知道可能是当时手术时输血感染上的。这些年也断断续续地吃了一些药，却总是无法痊愈。这几年阿梅看了一些科普书说医学界已经攻破丙肝，丙肝是完全可以治愈的了。无奈之前药品一直较贵，老家的妈妈一直舍不得治疗。这次阿梅了解到现在国家给很多丙肝药品大降价，还入了医保，立即给妈妈打电话！一想到自己多年来的一块心病就要解除，阿梅心里简直就是乐开了花！那到底什么是丙肝呢？今天来给大家科普一下，丙肝是如何传播的及如何做好丙肝的预防工作。

2. 易感人群及传播

丙型病毒性肝炎（简称丙肝），是一种由丙型肝炎病毒（HCV）引起的肝脏疾病。在我国，丙型肝炎发病率在病毒性肝炎中仅次于乙肝。在急性感染 HCV 的患者中，大约有 80% 的感染者无明显症状，可发展为慢性持续感染。这部分患者约 29% 将发展为肝硬化，并可能进一步发展为终末期肝病或肝癌。有些人早期感染了丙肝却无症状，等到发现已经是肝纤维化或者肝硬化了，丙肝可以说是"沉默的杀手"。因此，对丙肝患者需要积极早期治疗，阻止病情进一步进展。

丙肝传染源主要是丙肝患者，HCV 可通过各种途径传播。

（1）血液和破损的皮肤或黏膜传播，这也是最易感染的途径。包括输血、血液透析、器官移植及"瘾君子"共同使用注射器。我国自 1993 年对献血者筛查 HCV 抗体后，输血感染得到有效控制。但由于抗 –HCV 存在窗口期及少数感染者不产生 HCV 抗体，无法完全筛查出 HCV 阳性者，大量输血和血液透析仍有可能感染 HCV。在某些地区，因静脉注射毒品导致 HCV 传播占 60%~90%。此外，未经严格消毒的牙科器械、内镜和针具也是经皮传播的重要途径。

（2）性接触传播：伴侣为"瘾君子"、性职业者及同时有多个性伴侣者都是 HCV 感染高危人群。男同性恋者为高危人群，其血清 HCV 阳性率较高。

（3）母婴垂直传播：若产妇在生孩子时体内丙肝病毒处于活跃期，则传播的危险性高达 4%~7%。

3. 预后

丙肝能治愈，医保给报销！ 80% 的丙肝患者在基层，之前吉三代较贵，很多基层患者家庭没钱用药。近两年，国家政策越来越好，药品大大降价，夏帆宁、丙通沙等药物上市，并入了医保，且口服抗病毒药很方便，一天一次，疗程

3~6 个月就可以完全治愈丙肝。这对农村患者来说，简直就是一个大大的福音！

4.预防

（1）及早筛查：有静脉注射毒品的人群；HIV（艾滋病病毒）感染者；曾输注过凝血因子的人群（尤其是血友病患者）；既往有输血史（血制品）或器官移植的人群；HCV 阳性患者的配偶或婴儿。

（2）对于明确诊断的 HCV 患者，应及早进行抗病毒治疗。

（3）HCV 患者不能共用生活用品，如牙刷、剃须刀等，有出血伤口应及时包扎避免接触他人。避免共用注射针头、针筒。

（4）HCV 患者不能捐献血液、器官、组织或精液。

（四）丁型病毒性肝炎（HDV）

1.什么是丁型病毒性肝炎？

医院门诊楼里人头攒动，老张排了好久的队终于轮到他了。"医生，这是我在别的医院做的检查，请您帮我看一下。"说着老张递给医生几张检查报告，并紧张地等待医生的解答。医生看了他的检查单后抽出其中的一张对老张说："这个丁肝全套你没必要做的，你没有乙肝，没必要做这个，这是花了冤枉钱啦！"老张听了医生的话，后悔不迭地说："啊，我要是早点知道就不用花这个钱了啊！"究竟什么是丁肝？为什么老张做了这个检查，医生说他花了冤枉钱呢？今天来给大家科普一下，什么是丁型病毒性肝炎，是如何传播的及如何做好丁肝的预防工作。

丁型病毒性肝炎是由丁型肝炎病毒引起的肝脏疾病。HDV 是一种缺陷病毒，只有在乙肝病毒存在时才能形成病毒颗粒，因此，可以说丁肝病毒和乙肝病毒是"狼狈为奸"，没有乙肝病毒的帮助，丁肝病毒是无法作威作福的。我国乙肝病毒携带者较多，但丁肝并不流行。目前的数据显示 HBV 感染合并 HDV 的感染率为 13%。

2. 易感人群及传播

丁肝易感人群：HBV 感染者及乙肝患者。丁肝的传播方式与乙肝相同，输血和血制品是传播丁肝病毒的最重要途径之一，此外性接触、破损的皮肤和黏膜也会传染丁肝病毒。

3. 预后

同时或重叠感染 HDV 比单纯乙肝更易慢性化和重型化，且使慢性肝炎发展为肝硬化的病程会缩短。丁肝的治疗同时需要进行乙肝抗病毒治疗。

4. 预防

打乙肝疫苗可安全、有效地预防丁肝感染。对于已经感染乙肝的患者，要严格筛选供血者。

（五）戊型病毒性肝炎（HEV）

1. 什么是戊型病毒性肝炎

老叶今年 65 岁，平时注重养生锻炼。最近却突感全身乏力，还出现发烧、上吐下泻、腹痛等症状。起初以为是感冒，却没想越来越严重，摸到肝区还会痛，皮肤、眼睛也越来越黄，无奈之下去医院一查，竟然是急性戊肝感染，并且已经是重型肝炎了，必须得住院治疗！老叶看到医生的诊断一头雾水，家人都没有得过肝炎，自己也注重锻炼，怎么会得戊肝呢？还一下子就是重型！戊肝又是什么病呢？今天来给大家科普一下，戊肝是如何传播的及如何做好戊肝的预防工作。

戊型病毒性肝炎，俗称戊肝，平时都很少听说，常被称为"被遗忘的肝炎"，它由戊型肝炎病毒感染引起的一种人畜共患疾病。临床症状和传播途径都和甲肝类似，也是主要通过"粪－口"传播，主要表现是消化道症状。老年人感染了易发展为重型，且病死率相对较高。饮用水污染是戊肝暴发的主要原因。在 1986—1988 年我国新疆南部地区曾因为水源污染而暴发戊肝流行，造成近 12 万人感染，是迄今为止世界上最大的一次戊型肝炎流行。此外，戊型肝炎病毒还会通过食物、血液等传播。前文中老叶感染戊肝，可能与他前段时间吃过的烤野猪肉有关。

2. 易感人群及传播

戊肝人群普遍易感。对于易发展重型肝炎的病患，应密切关注病情变化。高危人群主要是孕妇、老年人和慢性肝病患者。对于孕妇来说，尤其是怀孕最后三个月，感染戊肝后病情明显加重，易进展为肝衰竭，并发肝性脑病等，病死率高达 50% 以上。老年人感染戊肝后病情较重，易发展为重型肝炎、肝衰竭。可以说戊肝是孕妇和老年人最害怕的肝炎。

3. 预后

戊肝的临床表现类似甲型肝炎，治疗原则也基本与甲肝类似，不发展为慢性，一般预后良好，多数患者于 6 周内康复。对于戊肝孕妇，因其易发生重型肝炎，病死率较高，应密切观察病情变化，及时发现和处理并发症。

4. 预防

戊肝可怕吗？别慌，戊肝是"吃出来"的病。

（1）保护水源，防治水源被粪便污染。尤其农村的水塘、水井应加强防护。

（2）加强食品卫生和个人卫生。改善卫生设施，提高环境卫生水平。聚餐时使用"公筷"还是很有必要。勤洗手，减少"病从口入"。少吃生冷食物，不吃未经煮过的贝类、未煮熟的肉类等。家里使用的刀具、案板最好生熟分离。有慢性肝病史的患者尤其要注意预防重叠戊肝的感染。

（3）最直接有效的手段：接种戊肝疫苗。

第二节　药物性肝损伤

　　1 个月前，向女士因为"月经紊乱"，到当地江湖郎中处看病，吃了 10 副"家传秘方"后，出现肚子痛、不想吃饭、皮肤黄、眼睛黄及小便黄的症状，向女士立即到县城医院看病，抽血查肝功能后发现肝功能严重损伤，医生建议向女士住院治疗。向女士纳闷了，她每年定期体检，身体没毛病，怎么会突然出现肝功能异常呢？医生仔细询问她的情况，查看了"家传秘方"的成分，发现含有"千里光"，又给患者做了一些检查，告诉向女士这是"药物性肝损伤"（图 2-2）。医生叮嘱向女士卧床休息、加强营养、积极配合治疗，向女士在医院住了 10 天，复查肝功能完全正常，办理了出院手续。医生嘱咐向女士药物性肝损伤重在预防，要在专业医生的指导下用药，不要随意自己买药吃，尤其是有可能导致肝损伤的药物，一旦发生药物性肝损伤，立即停止可疑肝损药物，注意休息，一定不要熬夜，不要抽烟喝酒，多吃蔬菜水果，定时复查肝功能，必要时积极护肝治疗。

　　为什么"家传秘方"导致了肝功能损伤呢？究竟什么是药物性肝损伤？为什么会发生药物性肝损伤？

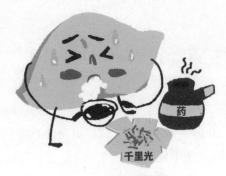

图 2-2　药物性肝损伤

一、什么是药物性肝损伤

（一）药物性肝损伤的定义

药物性肝损伤是指平常比较健康，没有慢性病，没有肥胖也不饮酒的人，用药后出现的肝功能异常。这些能引起肝功能异常药物包括一些需要医生开具处方才能购买到的，或不需要开具处方就可以购买到的化学合成药物、生物合成药物、中草药、天然药物、营养保健品、膳食补充剂甚至辅料等。但值得注意的是，药物性肝损伤的诊断是排他诊断，需要确定使用过可疑药物，还要医生排除其他可能导致肝功能异常的疾病，才能做出诊断！

（二）药物性肝损伤有多可怕

药物性肝损伤是最常见和最严重的药物不良反应之一，

是全球肝病死亡原因的第五位。药物性肝损伤的发病率越来越高，是全世界关注的重大医学安全问题。目前我国急性药物性肝损伤的发病率约占急性肝损伤住院患者比例的20%，药物性肝损伤是除病毒性肝炎、脂肪肝外，发病率排名第三的肝脏疾病，也是我国肝衰竭发生的第二大原因。药物性肝损伤一旦发展到肝衰竭，预后较差。高达10%的药物性肝衰竭患者会死亡或需要接受肝移植。

（三）导致药物性肝损伤的常见药物有哪些？

目前全球至少已经发现1100种具有肝毒性的药物，包括一些感冒药（感冒灵、阿司匹林）、止痛药（布洛芬）、退烧药（泰诺林）、减肥药、染发剂、降脂药（阿托伐他汀、非诺贝特等）、某些消炎药（阿莫西林、庆大霉素等）、抗结核药（利福平、异烟肼等）、治疗精神病用药、抗肿瘤药、激素药、调经药、避孕药、乳腺科用药、内分泌及代谢用药、抗骨质增生药、心血管系统用药、中药（土三七、何首乌）及某些"家传秘方"、"土方"、"偏方"、保健品、药酒、某些"天然药"等。所以，大家切忌急病乱投医，不要听信江湖郎中，生病一定要去正规的医院就诊。

如果服用上述药物后，出现全身乏力、食欲不振、恶心、呕吐、脸色变黄、尿色变黄、腹部不适等症状后，就要考虑"药物性肝损伤"的可能，这个时候需要赶紧停用可疑药物，并去肝病科诊治。

二、药物性肝损伤的病因

药物性肝损伤发生的原因比较复杂，一是药物的直接肝毒性；二是特殊体质患者出现的肝毒性；三是环境因素也可能与药物性肝损伤的发生发展有关。

（一）是药三分毒

老人们常说"是药三分毒"。肝脏是人体最大的代谢器官，药物的解毒和代谢都在肝脏中进行。药物进入体内后，会增加肝脏的负担，特别是那些具有肝毒性的药物对肝脏的影响更大。如果有毒药物在体内的累积量超过肝细胞的自我处理及解毒能力，又不及时治疗的话，特别容易出现肝损伤，甚至造成肝硬化、肝衰竭、肝癌等。

此外，服用多大的剂量，服用了几种药物，服用时间长短（一个月还是一年），服用方式（空腹服还是餐后服）都可能引起药物性肝损伤的发生。而且，同时服用多种药物，药物与药物之间可能会相互影响，增加了肝损伤的风险。所以在服药过程中需要注意药物对肝脏的影响，定期检查肝功能，一旦出现身体不舒服，赶紧去医院治疗。

（二）患者个人因素

患者的个体差异包括遗传因素和非遗传因素两个方面。

1. 遗传因素

与体质相关。不同的人发生药物性肝损伤的风险不一样。例如，90% 以上的人使用某些药物都安全有效，但少数特异体质的人可能会出现肝损伤，就好比有些人对青霉素过敏，而有些人不过敏一样。最终结果就是相同的用法及用量，其他患者未出现问题，而特异质患者出现了肝损伤，而且这类患者临床上并不少见。

2. 非遗传因素

老年人、女性、孕妇、基础病多的患者更容易出现药物性肝损伤。

老年人：老年人的代谢能力差，老年人肝功能减退；而且老年人通常伴有多种基础病，使用药物多，治疗疗程长，肝损伤发生风险增加。

女性：女性可能对某些药物更敏感，更容易出现肝功能异常。而且女性更加关注自身的健康及美貌，喜欢使用保健品、减肥药、化妆品及染发剂等，所以发生药物性肝损伤的概率更高。

孕妇：孕妇用药发生药物性肝损伤的风险会明显增加。

儿童：儿童发育未健全，肝脏代谢能力低下。

基础疾病的患者：有慢性肝病的患者一旦发生药物性肝损伤，更容易出现肝功能衰竭甚至死亡。乙肝、丙肝、艾滋病、糖尿病、心脏病、结核及肿瘤患者发生药物性肝损伤的风险都明显增加。

过敏体质人群：对多种药物敏感，容易发生过敏反应。

所以老年人、女性、孕妇、儿童、有基础病的患者、过敏体质人群在服用药物时都要小心！

（三）环境因素

大量饮酒可能增加某些药物的肝毒性。吸烟也可能会增加药物性肝损伤发生的风险！

三、药物性肝损伤的临床表现

药物性肝损伤的临床表现可以分为急性和慢性。病程持续时间在半年以内为急性药物性肝损伤，病程超过半年为慢性药物性肝损伤。药物性肝损伤发生超过半年后，肝功能检查谷丙转氨酶、谷草转氨酶、碱性磷酸酶及总胆红素仍然持续异常，或者肝脏彩超或者腹部 CT 发现有肝硬化、门脉高压、脾大，胃镜检查发现食管胃底静脉曲张等表现，或者肝活检发现慢性肝损伤，考虑慢性药物性肝损伤。

（一）急性药物性肝损伤

急性药物性肝损伤的临床表现通常没有特异性，其临床表现通常在患者服用药物 1 天或者几天，或者几个月后出现。大多数人可能没有明显症状，只有在抽血查肝功能的时候，发现血清转氨酶、胆红素等肝功能生化指标不同程度地升高。部分患者可能感觉乏力、不想吃饭、厌油、肝区胀痛及上腹部不舒服等消化道症状。有些患者可能出现全身皮肤发黄、大便变白和皮肤瘙痒、小便黄等症状。

少数患者可能出现发热、皮疹，甚至关节酸痛等一些过敏反应的表现，以及一些其他器官损伤的表现。若病情迅速进展、恶化，表现为极度乏力、厌食、频繁呕吐、高度腹胀，皮肤、眼睛、小便颜色逐渐加深，甚至出现牙龈出血、鼻出血等出血倾向，肝腹水、昏迷和无尿等肝衰竭的表现。

（二）慢性药物性肝损伤

6%~20%的急性药物性肝损伤患者可发展为慢性。慢性药物性肝损伤在临床上可表现为慢性肝炎、肝纤维化、肝硬化、慢性肝内胆汁淤积等。比如：皮肤黝黑或发黄，小便黄、腹胀大、腹水、食欲不振、大便稀溏、呕血、便血、皮肤青紫瘀斑、牙龈出血、鼻子出血等表现。

值得注意的是，因为药物性肝损伤的临床表现没有特异性，临床上通常见到很多患者当作是"肠胃炎或者感冒"耽误治疗，发现时甚至已经发展到了肝衰竭，最终以付出生命为代价。所以，如果你身边的亲人或朋友近期服用某些药物之后出现上述表现，一定要提醒他及时就医检查。

四、药物性肝损伤的治疗

药物性肝损伤没有特效药物，主要治疗原则是及时停用肝毒性药物、卧床休息、加强营养、监测和防治急性肝衰竭。病情轻者在停药后或经一般对症处理后可很快好转，肝损伤严重者则需住院治疗。治疗方法包括：停用肝损伤药物，早期清除和排泄体内药物，一般对症治疗、护肝药物治疗，如发生急性肝功能衰竭，甚至需要人工肝支持治疗和肝移植等。

（一）停药

原则上是需要及时停用可疑肝损伤药物，尽量避免再次使用可疑或同类药物。但是这里也有两种情况：

第一种情况是如果该药物有安全的替代品，那么换用替代品治疗；如果该药只是辅助治疗，那么可以直接停用该辅助治疗用药。多数患者在停用肝损伤药物后肝功能可完全恢复，但也有部分患者会发展为慢性药物性肝损伤，甚至诱发自身免疫性肝炎，极少数患者可能进展为急性肝衰竭/亚急性肝衰竭。

第二种情况是某些患者可能同时合并某些疾病，不得不使用可能导致肝损伤的药物，而又没有其他的药物可以替代，那么这时候需要医生全面评估，权衡利弊，如果能停则停，不能停就在医生指导下调整剂量、密切监测肝功能，或者加强护肝治疗，以期尽可能实现肝功能的恢复，切忌因为警惕肝损伤停用药物、忽视原发病的治疗。

（二）早期清除和排泄体内药物

急性中毒者可采取催吐、洗胃、导泻、活性炭吸附等措施消除胃肠残留的药物，采用血液净化方式（血透、腹透、血液灌流、血浆置换）等方法快速去除体内的药物。应用解毒剂，如对乙酰氨基酚所致肝损害可用 N– 乙酰半胱氨酸（NAC）解毒。

（三）一般治疗

清淡饮食、戒烟戒酒、注意休息（重症者应绝对卧床休息），其次是加强营养如补充足量热量、足量蛋白质、多种维生素，如维生素 C、维生素 E、维生素 B 等以利肝细胞修复和再生。

（四）药物治疗

药物治疗根据肝功损伤的程度决定：一般谷丙转氨酶 4 倍以下，可以考虑口服 2 种护肝药物，如还原型谷胱甘肽片和甘草酸制剂等；规律口服一周后复查，必要时住院治疗，予以还原型谷胱甘肽和异甘草酸镁静脉滴注护肝治疗。医生根据患者的肝损伤情况，必要时使用激素、输注血浆、调节免疫、改善肝脏微循环等对症支持治疗。

（五）人工肝治疗

通过一个体外的机械、理化、生物装置，清除各种有害物质，补充必需物质，改善内环境，暂时替代衰竭肝脏的部分功能，为肝细胞再生及肝功能恢复赢得时间，也可作为肝移植前的过渡。

（六）肝移植治疗

对病情严重，进展较快者，如出现肝性脑病、严重凝血障碍的急性肝衰竭／亚急性肝衰竭及失代偿肝硬化者可考虑肝移植。

（七）中医中药治疗

药物性肝损伤的中医治疗根据患者的肝损伤类型进行辨证分型论治。转氨酶升高为主的肝细胞损伤型，治疗原则主要是疏肝解郁、健脾和胃；胆红素升高为主的胆汁淤积型，则主要予以清利肝胆湿热、利胆祛瘀；两者都有的混合型药物性肝损伤，则在疏利肝胆的基础上兼顾补益脾胃与祛肝胆湿热。

其次还有外治法，目前研究较多的是刺激穴位及中药灌肠治疗。另外中医外治法还包括针灸、按摩、敷贴、熏洗等多种方法。更多针对药物性肝损伤的外治法还在进一步研究发掘中。

五、药物性肝损伤的调护

1. 药物性肝损伤重在预防

注意控制体重，肥胖会增加脂肪肝的风险，引起肝功能损伤，均衡饮食，多吃蔬菜水果，避免油腻辛辣刺激性食物，忌烟酒，合理作息，忌熬夜。

2. 提高对药物性肝损伤的重视，不盲目用药是关键

老年人、女性、儿童、孕妇、慢性肝病患者、长期饮酒的患者、既往有药物过敏史或者过敏体质者等高危人群，在购买及使用药物之前先咨询专业医生，避免及降低因盲目用药、错误用药及重复用药，或是药物之间相互作用导致药物性肝损伤的危险。具体措施如下：

（1）不使用成分不明、来路不清的食品、药品、保健品、补品、"土方"等，中药尽量到正规中医院或中药店购买。

（2）对明确有肝毒性的药物，尽量避免应用，必须使用时，在医生的指导下使用，同时注意定期监测肝功能、血常规、尿常规等。

（3）严格遵医嘱或药品说明书用药：避免超剂量服药及长期用药，避免重复使用同类药物，维生素服用过量也会带来一些风险。

（4）同时合并多种疾病时，注意原发性疾病的治疗，需服用多种药物时，需要了解药物之间可能发生的相互作用，注意观察药物不良反应，了解肝损伤的最新信息及肝损伤早期表现，及时就诊，做到早发现、早诊断、早治疗。

3. 中医中药的运用

中医主要通过中药药对配伍，中药复方、中成药与西药联合使用及电针等手段防治药物性肝损伤。目前临床药物性肝损伤的发病率不断升高，而中医药治疗药物性肝损伤通过辨病辨证相结合，参考现代医学诊疗手段，标本兼治，在调和脏腑气血阴阳平衡的同时，不忘清利以祛邪外出，以达机体之"平和中正"，临床疗效显著，发展前景远大。

第三节　酒精性肝病

　　李先生大学时开始喝酒，初识"酒"滋味，但没敢喝醉。之后，便每周都买点小菜，喝点小酒。工作后，李先生渐渐地在酒场上"崭露头角"。有一次，李先生偶然被领导抓去陪酒，喝了1斤，意识仍然清醒。从此，领导每逢招待必叫李先生陪酒，常常喝到吐。单位体检，医生告诉他转氨酶偏高、B超也提示有脂肪肝，让他不要再喝酒了。李先生不以为然，因为酒已经成了他生活中的必需品。他觉得每天下班后不约个酒局，这一天都不完整了。

　　除了在外喝酒，在家他还经常偷喝。亲人反复劝说无果。

　　2个月前李先生突然觉得人没有精神，食欲差，小便很黄，肚子胀，到医院就诊，检查出患有酒精性肝硬化，多方诊治，病情仍然加重，期间出现无数次吐血，危及生命。酒精给李先生生命造成威胁，那究竟什么是酒精性肝病呢？又该如何发现及治疗？接下来为大家详细介绍。

一、什么是酒精性肝病

酒精性肝病是指由于长期大量饮酒导致的肝脏疾病。初期通常表现为单纯性脂肪肝，进而可发展成酒精性肝炎、肝纤维化、肝硬化，甚至肝癌（图 2-3）。

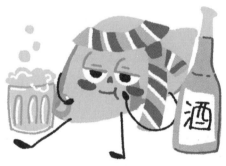

图 2-3　酒精性肝病

二、酒精性肝病的病因

（一）直接病因

长期大量饮酒是酒精性肝病的直接病因。中医认为酒为湿热有毒之品，味甘、苦辛，入肝、胃、心、肺经，少量饮酒可驱寒、活血通脉，有益身体，长期大量饮酒则有害。由于酒有湿热的属性，长期过量饮酒致脏腑功能失常，从而导致酒精性肝病。

（二）间接病因

酒精性肝病的病因除长期过量饮酒外，其发生还与其他一些因素有关。

1. 体质因素

一是如果本就先天不足、脾胃虚弱，不耐酒力，常因饮酒而得病。二是湿热体质易发生酒精性肝病。湿热体质的形成与先天有关，也与后天失养，嗜酒嗜食辛辣肥甘厚味，脾胃功能失调有关。

2. 情志抑郁

当今社会，生活压力大，人们常因工作、生活、经济等原因出现情志抑郁，导致情志内伤，常以此为诱因，借酒浇愁，长期饮酒，肝气郁滞，忧思恼怒，久郁不解，肝气郁结，疏泄失常，肝逆乘脾，脾失健运，再饮酒无度，导致酒精性肝病。

3. 饮食不节

包括饮酒时喜欢配辛辣肥腻重口味的下酒菜，饥饿的时候饮酒和饮酒后进食谷物较少。这些都会影响脾胃功能，脾胃失养，湿热蕴结，导致酒精性肝病。

三、酒精性肝病的流行病学

酒精性肝病患者比例逐年上升。流行病学调查资料显

示，我国的酒精性肝病患病率在 0.50%~8.55%，其中 40~49
岁人群达到 10% 以上。酒精性肝硬化占肝硬化的病因构成比
率从 1999 年的 10.8% 上升到目前的 24.0%。据统计，我国的
酒精性肝病患者达 6000 万以上，中国酒精性肝病患者人数正
以惊人的速度上升，已成为我国最主要的慢性肝病之一。

四、酒精性肝病的危险因素

饮酒后是否发生酒精性肝病存在个体差异，影响因素很
多，目前研究发现的主要包括：饮酒量、饮酒年限、酒精饮
料品种、饮酒方式、性别、肥胖、是否合并肝炎病毒感染、
遗传因素、营养状况等。

大部分酒精性肝病患者有长期饮酒史，一般超过 5 年。
世界卫生组织将女性 20 g/d，男性 40 g/d 的乙醇摄入量定义
为有害的饮酒阈值。乙醇量（g）换算公式 = 饮酒量（mL）×
度数（%）× 0.8，或者是患者在 2 周内存在大量饮酒史，折
合乙醇量 > 80 g/d。

（一）饮酒量、饮酒年限

达到一定饮酒量或饮酒年限，就会大大增加肝损伤风
险。顾名思义，饮酒量越多、饮酒年限越长，发生酒精性肝
病的概率就越大。相比偶尔饮酒和酗酒，每日饮酒更易引起
严重的酒精性肝损伤。

（二）酒精饮料品种

酒精饮料品种较多，不同酒精饮料所致的肝损伤亦有差异。单纯饮用啤酒或葡萄酒等有色酒者，较多种酒混合饮用或者单纯饮用白酒，酒精性肝病发病率低。

（三）饮酒方式

空腹饮酒相比于伴有进餐的饮酒方式更易对肝脏造成损伤，空腹饮酒者酒精性肝病患病率较仅在进餐时才饮酒者高出 2 倍多。

（四）性别

相较于男性，女性对酒精所致的肝损伤更为敏感，较小剂量和较短的饮酒年限即可能导致更为严重的酒精性肝病，也更易发生严重的酒精性肝炎和肝硬化。饮用同等量的酒精饮料，男女血液中酒精水平明显有差异。

（五）肥胖

肥胖或超重可增加酒精性肝病进展的风险。

（六）肝炎病毒感染

酗酒和慢性肝炎病毒感染并存，使肝损伤的速度加快，增加了酒精性肝硬化的死亡率。肝炎病毒感染与酒精对肝脏损害起协同作用，在肝炎病毒感染基础上饮酒，或在酒精性肝病基础上并发乙型、丙型肝炎病毒感染，都可加速肝脏疾病的发生和发展。

（七）遗传因素

酒精性肝病并非发生于所有的饮酒者，提示酒精性肝病的易感性存在个体差异。

（八）营养状况

酒精性肝病病死率的上升与营养不良程度相关。维生素A 的缺乏或维生素 E 水平下降，也可加重肝脏损害。富含多不饱和脂肪酸的饮食可促使酒精性肝病的进展，而饱和脂肪酸对酒精性肝病起到保护作用。肥胖或体重超重可增加酒精性肝病进展的风险。

五、酒精性肝病的症状

酒精性肝病初期往往仅表现为脂肪肝，大多无症状或症状轻微。部分患者可能表现为消化道症状，如食欲不振、右上腹不适、腹胀及乏力等，若进展为酒精性肝炎或酒精性肝硬化，则消化道症状较重，除上述症状外，还可出现恶心、呕吐，以及黄疸、消瘦等。出现肝功能异常若继续饮酒可发展至肝硬化晚期或导致肝功能衰竭、原发性肝癌，出现大量腹水、下肢水肿、凝血功能障碍、重度黄疸、肝性脑病、上消化道出血等，进而危及生命。

（一）轻症酒精性肝病

大多无症状，肝功能、肝脏彩超基本正常或仅仅轻微异常。

（二）酒精性脂肪肝

往往也没有明显的症状，肝脏影像学检查会提示有脂肪肝，血清转氨酶可能轻微异常。

（三）酒精性肝炎

可能会出现乏力，精神差，食欲不佳等，抽血检查转氨酶会明显升高，甚至有胆红素升高。重症酒精性肝炎，即酒精性肝炎患者出现肝功能衰竭的表现，如皮肤、眼睛、小便发黄，皮肤、牙龈出血，甚至出现神志不清，肾功能衰竭等危及生命。

（四）酒精性肝纤维化

一般也没有明显的表现，常规肝脏超声和 CT 检查常常也没有特征性改变。

（五）酒精性肝硬化

酒精性肝硬化在早期可无症状，常出现体重减轻、食欲

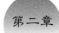

不振、乏力、牙龈出血及鼻出血，有朱砂掌、蜘蛛痣等，肝脏 B 超或 CT、核磁提示有明显的肝硬化。晚期肝硬化患者可能会出现肚子胀、腹水、双下肢水肿，甚至出现呕血、黑便、神志不清、肾功能衰竭、肝癌等。

六、酒精性肝病的治疗

治疗原则：戒酒和营养支持，减轻酒精性肝病的严重程度；改善已存在的继发性营养不良；对症治疗酒精性肝硬化及其并发症。

（一）戒酒

酒精性肝病目前仍无有效治疗药物，目前市面上解酒药均不靠谱，戒酒是最有效的措施。通常戒酒 4~6 周后，临床症状、各检查指标可好转，但若已进展到肝硬化阶段，戒酒的效果也大打折扣。故无症状的长期饮酒者建议定期到医院进行常规体检，以早期发现酒精引起的肝损害，及时诊治以防止病情进展。主动戒酒比较困难者可给予巴氯芬口服。酒精依赖者戒酒过程中要及时预防和治疗酒精戒断综合征（可用安定类镇静治疗）。

（二）营养支持

酒精性肝病患者因长期饮酒，营养摄入不足，常有营养不良，所以需要良好的营养支持。患者应该在戒酒的基础上，进食高蛋白、低脂饮食，并注意补充维生素 B、维生素 C、维生素 K 及叶酸。

（三）中医治疗

中医药用于治疗酒精性肝病，因其辨证论治、固定方药治疗的独特性具有显著的疗效。

1. 中医药辨证论治酒精肝

中医根据该病不同病变阶段的病机演变特点和辨证论治原则，大致分为肝郁脾虚型、湿热蕴结型、气滞血瘀型、肝肾阴虚型、脾肾阳虚型，如辨证准确，用药得当，可取得良好的效果。

（1）肝郁脾虚型：治疗原则为疏肝健脾，药方选用逍遥散加减，组方中的柴胡、白芍、当归、茯苓、白术、薄荷、法半夏等共奏疏肝健脾之功。

（2）湿热蕴结型：治疗原则为清热祛湿，药方选择茵陈蒿汤加减，组方中的茵陈、丹参、大黄、山楂、郁金、炒栀子、田基黄等共奏清热祛湿之功。

（3）气滞血瘀型：治疗原则为活血化瘀，方药选用膈下逐瘀汤加减，药材中的赤芍、当归、川芎、枳壳、川牛膝、鸡内金、柴胡、红花、桃仁、生地黄等共奏活血化瘀之功。

（4）肝肾阴虚型：治疗原则为养阴柔肝，药方选择一贯煎加减，药材中的当归、丹参、郁金、沙参、麦门冬、枸杞子、生地黄、五味子、何首乌、制鳖甲等共奏养阴柔肝之功。

（5）脾肾阳虚型：治疗原则为温脾补肾，药方选用济生肾气丸加减，药材中的山药、茯苓、桂枝、附子、泽泻、熟地黄、怀牛膝、车前子、山茱萸等共奏温补脾肾之功。

2. 解酒方法

饮酒后有什么解酒的方法呢？不妨尝试以下方法。

（1）解酒中草药

①葛花解醒汤为解酒名方：青皮 0.9 克，木香 1.5 克，橘皮、人参、猪苓、白茯苓各 4.5 克，神曲、泽泻、干生姜、白术各 6 克，白豆蔻仁、葛花、砂仁各 15 克。可分消酒湿、温中健脾。

②除了解酒名方葛花解醒汤之外，近代一些研究证实许多中药方剂都具有解酒功效。如：

三黄泻心汤可使血管收缩，达到解酒的目的，用于宿醉、面红而头昏眼花较重者；

茵陈五苓散、猪苓汤、五苓散等三方能利尿，可将酒精排出，减少吸收；

栀子大黄汤可治酒后出现语无伦次、神志不清、心中烦闷、腹胀欲吐；

半夏泻心汤用于酒后胸口郁闷、压迫感，伴恶心、呕吐、腹部水鸣，或拉肚子等；

黄连解毒汤治疗酒后面红、目眩、心悸、焦躁、失眠、尿赤。

③除了解酒的方剂之外，还具有解酒作用的单味中药：白茅根、葛根、葛花、枳木具、草果、高良姜、菊花、竹茹、苦参、肉豆蔻、鸡内金等。

不管是解酒方剂，还是单味中药都需在医生的指导下应用。

（2）解酒食疗

中草药需在医生的指导下应用，相对没那么便利，以下介绍一些食疗方法，在家就可以自行完成。

①八珍醒酒汤：莲子、核桃仁、青梅各10克，白果、百合、白醋各5克，橘子瓣、山楂糕、白糖、冰糖各50克，红枣20克，及精盐少许，加水煮成较稀的水果羹即服。该方有解酒功效，可酒后作为醒酒饮用。

②橘味醒酒汤：橘子和莲子罐头各半瓶，青梅25克，红枣50克，白糖300克，白醋30克，桂花和水淀粉少许，加1000毫升水煮熟，分次服完。该方也有解酒功效。

③白糖煮藕粉：藕粉30~50克，白砂糖适量加水煮成稠糊状服用。可生津止渴，清热除烦和醒酒。

④白糖煮菱角粉：菱角粉30~50克，加白砂糖适量，加水煮成稠糊状服用。可解酒和中，助脾气，缓肝气。

⑤橄榄酸梅汤或橄榄煲冰糖：前者为鲜橄榄（连核）60克，酸梅10克，稍捣烂，加清水3碗煎成1碗，去渣加白糖

适量调味饮用。后者为鲜橄榄（连核）10 枚，略捣烂，清水
2 碗，煲至 1 碗，去渣，慢慢饮咽。均可清热解毒，生津止
渴，解毒和醒酒。

⑥大白菜心：取大白菜心切丝，加少量白糖或白醋拌匀
后腌制五分钟服下，解酒。

⑦白萝卜汁：生白萝卜，洗净榨汁，稍加热服下，连续
喝三次，隔十分钟一次，可解酒。

⑧芹菜汁：鲜芹菜洗净切碎榨汁，当茶喝，连续喝三
次，隔五分钟一次，对酒后头疼、面赤有效。

⑨绿豆汁：绿豆二两，加水煮熟后饮用，连汤带豆；如
将绿豆捣碎后用开水冲服也有解酒效果。

⑩鲜橘皮水：二两鲜橘皮加一斤水煮沸，再加入少量食
盐摇匀后当茶喝，连续喝三次，隔五分钟一次。

⑪酸枣葛花根：酸枣、葛花根各 10~15 克，一同煎服，
具有很好的醒酒、清凉、利尿作用。

⑫茶叶：醉酒后可饮浓茶。

另外，酸奶、西柚、菠菜、柿子、橘子、海带、绿豆、
香蕉、花生、菜瓜、白菜、豆腐、藕、绿豆芽、浓茶水等食
物也有解除酒精中毒的功效。

七、减轻饮酒后不适感的小妙招

酒精危害大，饮酒需谨慎，但是总有一些场合是躲避不

了的，这里给您支几个小妙招。

（一）不空腹喝酒

喝酒前先吃东西垫肚子，可以一定程度减少酒精的吸收；可以食用高脂肪的食物，如肥肉、牛奶、酸奶等。

（二）饮酒不宜过快

喝酒得慢慢来，给肝脏足够时间代谢体内酒精，减少酒精及其中间代谢产物蓄积。

（三）酒精度数宜低

尽量选择低度酒，或是一边喝酒一边喝水或果汁，手动兑低度数。切忌喝碳酸饮料，会加快酒精吸收。

（四）利用催吐

这个方法只能偶尔用，长期吐酒容易导致反流性食管炎和食管裂孔疝。此法适用于进食食物后饮酒，且饮酒后不久。喝"断片"者不易使用，易导致误吸。

（五）假装醉酒

饮酒应量力而行。

（六）必杀技：亮出药品

酒精不能和头孢类同时服用，否则会产生"双硫仑反应"，严重者可发生过敏性休克。服用头孢类药物后，最好7天内不饮酒。此外还有以下几类药品与酒精合用，也是"毒药"（表2-1）！

表2-1　几类药物不可与酒同食

抗菌类药 +	酒精→	严重后果	代表药物
抗菌类药	酒	死亡	注射用头孢哌酮钠 甲硝唑片 呋喃唑酮片等
镇静催眠类药	酒	死亡	注地西泮片 苯巴比妥钠注射液 咪达唑片等
降糖药	酒	低血糖	胰岛素注射液 格列苯脲片 二甲双胍片等
降压药	酒	急性血压异常	普萘洛尔片 硝苯地平片 利血平片
非甾体抗炎药	酒	消化道出血	阿司匹林肠溶片 布洛芬胶囊 塞来昔布胶囊

续表

抗菌类药 +	酒精→	严重后果	代表药物
感冒药 / 抗结核药	酒	肝脏损伤	对乙酰氨基酚片 异烟肼片 利福平片
抗抑郁药	酒	病情恶化、血压上升	吗氯贝胺片 舍曲林片 氟西汀胶囊

第四节　脂肪性肝病

　　刘医生是一家综合医院的眼科大夫，平时工作繁忙，除了手术台就是办公桌，日积月累，肚子上的肉就像吹气球一样鼓了起来。有同事打趣他，"你这个游泳圈就是典型的腹型肥胖标志，脂肪肝是跑不了了"，刘医生没有太在意，在一次常规体检中查出来他肝功能转氨酶轻度异常，多次复查也总是提示异常，他找到了肝病科教授咨询，教授建议他完善全套糖尿病、血脂等疾病相关检查后确诊是非酒精性脂肪性肝炎合并高脂血症，在服用降脂药物及合理饮食、运动的前提下配合中医针灸、茶饮等相关治疗，6 个月后，刘医生肚子上的游泳圈明显小了一圈，复查肝功能、血脂等指标均正常。根据刘医生的经历，大家一定疑惑脂肪性肝病到底是什么？又有什么危险？患脂肪肝后该如何治疗呢？接下来为大家科普一下脂肪性肝病（图2-4）。

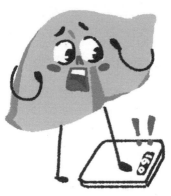

图2-4　脂肪性肝病

一、什么是脂肪性肝病

脂肪性肝病，顾名思义，就是肝脏中脂肪的含量超过了正常的比重。当肝细胞内脂质蓄积超过肝重的5%，或组织学上5%以上肝细胞发生脂肪变时，可称为脂肪性肝病。它主要包括非酒精性脂肪性肝病和酒精性脂肪性肝病，2020年2月国际专家组投票支持采用"代谢相关脂肪性肝病"取代现有命名"非酒精性脂肪性肝病"，大家通常所说的脂肪肝主要是指非酒精性脂肪性肝病。

据流行病学统计，我国成人脂肪肝发病率在12.5%~35.4%，有超过2亿人为脂肪肝患者，且呈现不断上升趋势，正因为脂肪肝如此普遍，导致很多人觉得脂肪肝没什么大不了的。况且，脂肪肝患者大多无不适症状，多在体检中被偶然发现。

但是，随着人们对脂肪肝的不断深入研究发现：脂肪肝简直就是养在人们身体里的内鬼。表面上装作很乖巧的样子，暗地里却一点一点地设置陷阱，可累及大脑（关联特发性颅内压升高、白内障、脑卒中等）；心血管（关联糖尿病、高血压、冠心病等）；内分泌（关联月经不调、不孕、多囊卵巢综合征等）；骨关节炎、皮肤病、痛风等。

从脂肪肝至肝硬化，最后导致肝癌，一点一点往上爬，现已取代病毒性肝炎成为中国居民第一大肝脏疾病。这个过程是缓慢的，大概需要10~15年甚至更长，且早期几乎没有症状。在被人们忽视的这些年间，有15%~25%脂肪性肝炎患者将发生肝硬化；这中间的15%~27%患者将由肝硬化转为肝癌，少数患者将由脂肪能直接转化为肝癌；在65岁以上脂肪性肝硬化患者中，有40%~62%的人在5~7年会出现严重并发症。

脂肪肝不仅是肝脏的疾病，也是全身系统性疾病的一部分。除了肝脏，还可累及心血管、内分泌等全身多脏器，多数患脂肪肝的同时伴有高脂血症、高血压、糖尿病、鼾症、胆结石、胆囊炎、肾炎、肾结石、痛风等。

总之，作为一个专业的潜伏者，在没被发现之前，脂肪肝将从上到下，从里至外，各个角度挖陷阱，导致全身多器官多系统受累。脂肪肝的危害不胜枚举，但值得庆幸的是，只要早发现，及时治疗，早期轻度的脂肪肝完全可以被逆转，而且其他伴随疾病的发生及进展也会随之减慢。反之，发现脂肪肝若不及早治疗，任其发展，当病情进展到脂肪性肝炎阶段，想要完全康复就难了。不仅治疗时间会大大延长，治疗效果也会大打折扣。

二、脂肪性肝病关联的高危因素

前面讲到，中国的脂肪肝患者有 2 亿人以上，且可增加全身多器官多系统的发病风险。那么，脂肪肝作为一个如此大众且狡黠的潜伏者，有哪些因素促使其成为潜藏对象呢？下面大家一起来了解脂肪肝的高危因素。

1. 肥胖

肝内脂肪堆积的程度与体重成正比。70%~80% 肥胖症人群合并有脂肪肝，所以肥胖与脂肪肝的关系最为密切。

列出以下计算公式检测自己是不是有肥胖症。

标准体重（kg）＝身高 −105（cm）或者（身高 −100）× 0.9（cm）

身高体重指数（BMI）：体重（kg）÷ 身高（m^2）

腰臀比（W/H）：腰围 / 臀围

肥胖度：（实际体重 − 标准体重）/ 标准体重 ×100%

BMI： ≥ 24 超重，≥ 28 肥胖

腰围： ＞ 90 cm（男性），85 cm（女性）

W/H: > 0.9（男性）, 0.85（女性）

肥胖度：> 20%

上面的方法稍微有点复杂，下面再来介绍一个最为简单的方法——皮下脂肪厚度测定法，拇指、食指相距 3 cm，捏起皮肤，其厚度≈脂肪厚度。分别在腰、腹、臀部检查，若超过 2.5 cm 即为肥胖。

2. 饮酒

脂肪肝分为酒精性脂肪肝和非酒精性脂肪肝，长期嗜酒者肝穿刺活检，75%~95% 有脂肪浸润。根据调查统计，每天饮酒超过 80~160 克则酒精性脂肪肝的发生率增长 5~25 倍。

3. 不良饮食习惯

长期喜欢吃肥肉、油炸、油煎食品等。

4. 熬夜

脂肪肝作为一个潜伏者，与黑夜的默契度较高。

熬夜导致昼夜节律的打破，使肠道中带有鞭毛的革兰阴性细菌的相对丰度大大提升，增加了膳食脂肪酸的摄取及脂肪的储存，最终引发脂肪肝。

5. 缺乏运动、久坐

越不运动，脂质消耗越少，堆积越多。

人体主要通过体力活动消耗多余热量，没有被消耗的热量会转化为脂肪储存。在肥胖的形成原因中，活动过少比摄食过多更重要。当脂肪沉积于皮下时，表现为肥胖；当脂肪堆积在肝脏时，就出现了脂肪肝。

6. 糖尿病、高脂血症等内分泌代谢性疾病

前面提到的脂肪肝与糖尿病实为难兄难弟，另外甲亢、痛风、高脂血症等内分泌代谢性疾病，也均可增加脂肪肝的发病风险。

7. 家族史

有肥胖症、糖尿病、高脂血症和脂肪肝家族史者，其脂肪肝的发生率高于一般人群。但遗传因素只有在不健康的生活方式和不科学的饮食习惯基础上才起作用。

8. 不断为脂肪肝提供养料者——滥用药物及保健品

如抗风湿药物（甲氨蝶呤、保泰松），抗肿瘤药物（门冬酰胺酶），降糖药物（甲苯磺丁脲），抗菌药（四环素），避孕药（含雄激素药物）等，均可引起肝细胞及其他脏器中三酰甘油堆积，加重肝脏负担，诱发脂肪肝。

9. 营养不均衡、节食

蛋白质摄入不足或者氨基酸摄入种类不平衡，导致机体缺乏合成载脂蛋白所必需的氨基酸，如精氨酸、亮氨酸、异亮氨酸等，影响肝脏的脂代谢，导致脂肪在肝脏大量沉积，从而诱发脂肪肝。

10. 特殊时期——妊娠期脂肪肝

常发生于妊娠 36~40 周，多见于初产妇及妊高征患者。在妊娠后期，由于激素异常增多，肝脂肪代谢发生障碍，引起脂肪在肝细胞及其他组织器官迅速堆积，结果使肝细胞肿胀并发生脂肪变性。

三、脂肪性肝病的常见症状

脂肪肝人群基数如此之大，那么患有脂肪肝的人群常见症状有哪些呢？脂肪肝患者临床表现大多数都是非特异性的，大多数没有不适症状。很少一部分患者表现为右上腹不适、胀感、隐痛和全身乏力；随着病情加重，极少数人会出现神经精神症状及蜘蛛痣、肝掌等表现。但需要注意的是，有研究显示，体检发现转氨酶异常的无症状患者约 50% 为脂肪肝患者。

脂肪肝与代谢综合征密切相关，其合并代谢综合征高达74.8%。在脂肪肝患者中，51.3% 合并有肥胖症，69.2% 合并高脂血症，39.3% 合并高血压，22.5% 合并糖尿病。故专家提出使用代谢相关的脂肪性肝病替代非酒精性脂肪性肝病的说法。

脂肪肝主要依据病理学改变＋影像学发现＋临床综合征来诊断，对于存在代谢危险因素（BMI、腰臀比、腰高比和腰围超标；肥胖症、2 型糖尿病、血脂紊乱、代谢综合征）的高危人群，应通过肝功能试验、肝脏超声检查和肝脏瞬时弹性成像检测明确有无脂肪肝。对于肝功能异常和（或）超声影像学检查提示脂肪肝的患者，需做进一步的疾病评估。对不能确诊为脂肪肝人群，需定期监测人体学指标、肝功能及腹部 B 超，必要时可进行肝活检来确诊。

四、脂肪性肝病的治疗

脂肪肝是一种可以治愈的疾病，轻度或中度脂肪肝在去除病因和控制原发病后，肝组织学改变即可获得好转，甚至完全恢复正常。在缓解或治愈脂肪肝的同时，要减少代谢疾病相关事件和心血管事件的发生风险。

脂肪肝的治疗，首要就是改变生活行为方式。针对肥胖的生活方式干预，一线治疗措施为减轻体重和腰围，至今没有一个药物对脂肪肝的缓解率超过减重。1年内体重下降3%~5%以上可使单纯性脂肪肝消退，1年内体重降低7%~10%以上并维持半年以上可使脂肪性肝炎改善伴肝酶恢复正常。但目前全球暂无安全有效的减肥药物可供选择，减肥药物及保健品一定要慎用。

针对脂肪肝合并代谢综合征的治疗药物，包括控糖、降脂、降压类药物需要在临床医生的指导下服用及随访监测，以减少并发症的发生风险。鉴于改变生活方式和应用针对代谢综合征的药物，甚至减肥手术难以使非酒精性脂肪性肝炎特别是肝纤维化逆转，为此有必要应用保肝药物保护肝细胞、抗氧化、抗感染，甚至抗肝纤维化，当然一定要在专科医生的指导下用药。

中医认为，脂肪肝起因多为过食肥甘厚味，过度肥胖，情志失调，或饮酒过度，或感受湿热疫毒，久病体虚以致肝失疏泄，脾失健运，生湿酿痰，湿热内蕴，痰浊内结，瘀血内阻，最终形成湿、痰、浊、瘀、热互结之候。故治疗上以"疏肝、健脾、祛湿、化瘀"为要。20世纪80年代，在对许多中草药抗高脂血症药理研究的同时，发现不少中药也具有抗脂肪肝的作用，如人参、泽泻、山楂、郁金、姜黄、首乌、枸杞、决明子、茵陈等。有研究分析了223篇临床治疗脂肪肝经验报道其中选药频率超过75%的中药有：山楂、泽泻、丹参、柴胡。

五、脂肪肝的调护

《黄帝内经》曰："上古之人，其知道者，法于阴阳，和于术数，食饮有节，起居有常，不妄作劳，故能形与神俱，而尽终其天年，度百岁乃去。"意思就是说养生之道，必须遵循自然规律，饮食要有所节制，起居作息有一定规律，不妄事操劳，做到躯体与精神状态协调统一，便可活到天赋的自然年龄。脂肪肝的日常防治，也应当遵循自然规律，从饮食及运动两方面着手。

（一）饮食处方

饮食治疗是绝大多数慢性脂肪肝患者最基本的治疗方法，也是预防和控制脂肪肝进展及并发症的重要措施。

1. 戒酒

脂肪肝分为酒精性脂肪肝和非酒精性脂肪肝，戒酒是治疗酒精性脂肪肝的最重要的措施，任何时间戒酒都不为晚，一般在戒酒和治疗1个月左右时，肝内脂肪减少，轻者数月后消失。

2. 少食甜食

果糖不受胰岛素调控且不直接进行糖酵解，导致三酰甘油积累增加，葡萄糖及脂类的代谢异常及促炎症因子表达，研究显示，摄入果糖量还与肝脏纤维化进展程度相关。

3. 少食油炸食物

吃油炸食品一个月即可导致肝脏发生明显变化，且脂质和饱和脂肪酸的堆积会导致脂肪肝。

4. 忌暴饮暴食、忌减少餐数

暴饮暴食增加胃肠道负担并诱发脂肪肝；吃早餐有助于中和胃酸和保护肝脏，减少胰腺炎、糖尿病、胆结石等多种疾病发生率；限制每日总热量的摄入，每餐只吃七八分饱。

5. 饮用含益酸菌的酸奶——肠道微生态制剂

益生菌包括乳酸杆菌、双歧杆菌等，可改善菌群失调，有利于延缓脂肪肝的进展。

6. 多食蔬菜水果，补充可溶性纤维素

植物纤维经过结肠被肠道微生物代谢产生的丙酸盐可增加瘦素表达、促进结肠的生长和分化，增加胰岛素敏感性，间接减少血脂含量。

7. 适量饮用咖啡

发表在美国《国家健康和营养调查》杂志的研究发现，咖啡摄入能明显延缓脂肪肝的进展。

8. 饮用绿茶

绿茶富含丰富的茶多酚，具有抗氧化、降血脂、抗炎作用，故对脂肪肝有防治作用。

9. 地中海饮食

"地中海饮食"2010年被收录为联合国教科文组织非物质文化遗产。

地中海饮食有三个特点：①每天坚持进食谷类、豆类、蔬菜、水果及乳制品；②每隔一天摄入鸡肉、鱼贝类等优质蛋白来源的食物；③控制高脂肪肉类的摄入。

10. 橄榄油

橄榄油为单不饱和脂肪酸，也可以山茶油代替，但应少于 20 g；可以调控肝脏脂质代谢相关转录因子，促进脂肪酸氧化及降低炎症因子，降低转氨酶水平；可选择性影响肝脏的氧化应激，降低肝纤维化风险。

（二）运动处方——"三、五、七法则"

运动是消耗热量的最佳方法，在合并肥胖、高脂血症、2型糖尿病等营养过剩性脂肪肝的治疗中，运动锻炼的重要性仅次于饮食控制。运动锻炼推荐"三、五、七法则"，即每天至少花 30 min 走 3 km，5 次 / 周，保证心跳 + 年龄 =170。

中等量有氧运动，如走路、慢跑、跳舞、骑自行车、太极拳、游泳等。

（三）中医特色治疗处方

1. 药膳与茶饮

（1）陈皮枸杞薏米粥：薏米 200 克，糯米 50 克，枸杞 10 克，陈皮 10 克，冰糖适量。薏米和糯米洗净后，用冷水浸泡三小时以上；枸杞洗净泡发；泡好的薏米和糯米放入锅内加满水，大火烧开后，放一只小的陶瓷勺子在粥内防止糊底，小火煲 1 小时左右，最后十分钟放入冰糖和枸杞。此粥具有健脾祛湿、利水化痰功效。

（2）山药冬瓜汤：山药 50 克，冬瓜 150 克。放入锅中，文火煲 30 分钟，调味后即可饮用。此汤具有健胃益气化湿功效。

（3）荷叶山楂茶：干荷叶 60 克，山楂 30 克，薏苡仁 10 克，陈皮 5 克。将洗净的干荷叶、山楂、薏苡仁、陈皮研末，再放入杯中，用沸水冲泡，加盖焖 20 分钟后即成。此茶具有健脾理气，化痰降脂功效。

2. 中医按摩法

（1）捏脊疗法：沿着督脉和足太阳膀胱经捏脊 3 遍，可用于减肥消脂。

（2）按压丰隆穴："丰隆穴"历来被看作能祛除痰湿的穴位，大拇指微用力按压，5秒后松开，可双手交替每次按压3~5分钟，可以祛痰湿、降血脂。

3. 穴位埋线

选用肝俞、阳陵泉、足三里穴、气海等以疏肝健脾，活血化瘀；左右两侧可交替使用，一周埋线一次，4周为一个疗程，疗程为3~6个月。

第五节　肝硬化

一、什么是肝硬化

平素身体不错的张老汉，近期做完农活后出现体力下降的情况，老汉自觉可能是干农活太累了，于是按照以往的习惯在吃饭时喝白酒来缓解疲劳。慢慢地，张老汉发现自己双下肢出现了浮肿，这才引起了重视。去医院检查，医生诊断为肝硬化。老汉连忙问医生："什么是肝硬化？这是早期还是晚期？还有救吗？"想必这也是大家共同的疑问，肝硬化是什么？该怎么诊断及治疗？那么，接下来就为大家科普一下肝硬化。

医学上来说，肝硬化是各种慢性肝病进展至以肝脏弥漫性纤维化、假小叶形成、肝内外血管增殖为特征的病理阶段。更通俗的说法是，肝脏经过反复发作的炎症过后，慢慢地有瘢痕纤维化了，表面凹凸不平，逐渐地质地变硬，体积变小，功能减退，甚至肝功能衰竭。

依据是否已发生肝脏功能衰竭及门脉高压的并发症，临床上将肝硬化分为代偿期和失代偿期。代偿期肝硬化：一般属 Child-Pugh A 级。无明显临床症状或有轻度乏力、食欲减少或腹胀等症状。肝功能检查中，血清白蛋白可有降低，但仍 ≥ 35 g/L，胆红素 < 35 μmol/L，凝血酶原活动度 > 60%。血清 ALT、AST 轻度升高，AST 可高于 ALT，GGT 可轻度升高；可有门静脉高压症，如轻度食管静脉曲张，但尚未发生腹水、肝性脑病或食管胃底静脉曲张破裂出血。失代偿期肝硬化：一般属 Child-Pugh B、C 级。以门静脉高压和肝功能严重损伤为特征，检查肝功能，血清白蛋白 < 35 g/L，A/G < 1.0，明显黄疸，胆红素 > 35 μmol/L，ALT 及 AST 升高，凝血酶原活动度 < 60%。患者常因并发腹水、消化道出血、脓毒症、肝性脑病、肝肾综合征等导致多脏器功能衰竭而死。

二、发生肝硬化的病因

张老汉也纳闷，平时身体很好，怎么一检查就肝硬化了呢？自己是怎么得了这个病？

引起肝硬化的病因有：乙肝病毒感染和丙肝病毒感染；

酒精性肝病；非酒精性脂肪性肝病；自身免疫性肝病，包括原发性胆汁性肝硬化（原发性胆汁性胆管炎）、自身免疫性肝炎和原发性硬化性胆管炎等；遗传、代谢性疾病，主要包括肝豆状核变性、血色病、肝淀粉样变、遗传性高胆红素血症、α_1-抗胰蛋白酶缺乏症、肝性卟啉病等；药物或化学毒物等；寄生虫感染，主要有血吸虫病、华支睾吸虫病等；循环障碍所致，常见的有布-加综合征和右心功能衰竭；还有极少一部分不能明确病因的肝硬化。

在我国，肝硬化的主要病因仍以慢性乙型肝炎为主，慢性丙型肝炎也占有一定比例，称为病毒性肝炎所导致的肝硬化。对于家族中有乙肝患者和携带者的人群，更要重视对乙型肝炎的筛查；既往有过输血史和献血史的人群，也要重视丙型肝炎的筛查。随着人民生活水平的提高和生活方式的改变，酒精性和非酒精性脂肪性肝炎引起的肝硬化也明显增加。就像张老汉一样，有着长期饮酒的嗜好，或者体重超重的人群，殊不知酒精、肥胖也成为肝硬化的导火线。另外，生活中大家常常会忽视药物这个因素，比如常见的抗结核药物（异烟肼、利福平、吡嗪酰胺等）、解热镇痛药物（对乙酰氨基酚）、部分中草药（雷公藤、何首乌、土三七等）、抗风湿病药物等，这些药物也常常成为危害肝脏健康的杀手。

大多数的肝硬化有一个病因，也有多个病因同时作用，如乙肝、丙肝重叠感染；乙型肝炎或丙型肝炎患者长期大量饮酒等。此外，在主要病因的基础上，一些协同因素也可以促进肝硬化的发展，如肥胖、胰岛素抵抗、药物等。

三、肝硬化的常见症状

肝硬化通常起病比较隐匿，患者常常面色晦暗，颜面、颈胸部、四肢可以看见蜘蛛痣，双手掌的大小鱼际处发红。在肝硬化代偿期，大部分患者无症状或症状比较轻，主要表现为：乏力、食欲减退、消化不良和腹胀腹泻，常常在劳累、精神紧张或伴随其他疾病而出现，休息及使用助消化的药物可以缓解，因此没有引起重视。当出现明显症状时，病情往往已经进入了失代偿期，常见的症状有：

1. 消化道症状

恶心、厌油、食欲减退、腹胀、食后加重，荤食后容易腹泻。

2. 营养不良

精神不振、乏力、消瘦、易疲劳。

3. 黄疸

全身皮肤、眼睛发黄，小便色深如茶色。

4. 出血

常有鼻腔、牙龈出血，皮肤黏膜出现瘀点瘀斑，甚至解柏油样黑色大便，或者血便，更有甚者出现呕血。

5. 水肿

双下肢水肿、腹水。

6. 神志改变

轻度的性格改变，出现表情淡漠、睡眠颠倒、嗜睡，行为异常，衣冠不整、随地大小便，语言謇涩，自觉手抖，甚至不认识亲人，更严重的表现为昏迷，呼之不应。

四、肝硬化的治疗

肝硬化诊断明确后，应尽早开始综合治疗。重视病因治疗，同时要考虑抗炎抗肝纤维化，积极防治并发症。

（一）病因治疗

病因治疗是肝硬化治疗的关键，只要存在可控制的病因，均应尽快开始病因治疗。如感染乙肝病毒、丙肝病毒所致的肝硬化，选择规范的抗病毒治疗；酒精性肝硬化，严格戒酒是首要治疗方案；血吸虫感染应积极杀虫治疗；非酒精性脂肪性肝病患者应控制体重。

（二）抗炎抗肝纤维化治疗

常用的抗炎保肝药物有甘草酸制剂、双环醇、多烯磷脂酰胆碱、水飞蓟素类、腺苷蛋氨酸、还原型谷胱甘肽等。在抗肝纤维化治疗中，中医中药发挥了重要作用。主要治疗原则有活血化瘀法、扶正补虚法和清热（解毒）利湿法等。目前常用的抗肝纤维化药物包括安络化纤丸、扶正化瘀胶囊、复方鳖甲软肝片等，在中医辨证基础上给予药物治疗效果更佳，其方药组成均体现了扶正祛邪、标本兼治的原则。

（三）并发症的治疗

当患者出现双下肢轻度水肿、少量腹水时，可以通过合理应用螺内酯、呋塞米等利尿剂减轻症状。当症状加重，甚至出现消化道出血、肝性脑病等严重并发症时需及时就医，以免延误治疗时机。

五、肝硬化的调护

（一）在休息方面

对于肝硬化患者要保证足够的休息时间，从而减少肝脏的负荷及代谢，充足的休息可以确保肝脏血流量的增加，有利于促进肝脏的恢复。不宜进行重体力活动及高强度体育锻炼，代偿期患者可以从事轻体力工作，失代偿期患者，特别是出现了上消化道出血等症状的患者应注意多卧床休息。提倡 23 点前入睡养肝，保持情绪稳定，减轻心理压力。

（二）在饮食方面

应以易消化、产气少的粮食为主，常吃蔬菜水果，保持大便通畅。代偿期患者应以维生素含量高、热量较高的食物为主，注重对食物消化性的选择，选择那些更容易消化的食物。失代偿期患者中，已有食管－胃底静脉曲张的，进食不宜过快、过多，在饮食方面应避免食用坚硬、粗糙、辛辣的食物，在进食带骨的肉类时，应注意避免吞下刺或骨。如果患者出现了消化道出血的现象，应立即禁食，马上就医。存在肝性脑病先兆的患者，则对食物中蛋白质含量进行严格控制。如果患者有腹水症状，则应以钠、盐含量低的食物为宜。

（三）酒精及药物

严格戒酒。由于肝硬化患者存在急病乱投医的现象，由此常常发生药物性肝损伤，导致肝硬化进一步恶化。因此不宜服用疗效不明确的药物、各种解热镇痛的复方感冒药、不规范的偏方及保健品，以减轻肝脏代谢负担，避免肝毒性损伤。失眠患者应在医生指导下慎重使用镇静安神药物。

（四）避免感染

居室应通风，养成良好的个人卫生习惯，避免着凉及不洁饮食。

（五）中医药膳

在中医古籍中，没有肝硬化这个病名，只有与肝硬化相类似的症状。"鼓胀"，是据腹部膨胀如鼓而命名。最早见于《内经》，《灵枢·水胀》篇云："鼓胀何如？"岐伯曰："腹胀，身皆大，大于肤胀等也。色苍黄，腹筋起，此其候也。"因此肝硬化腹水属中医的"鼓胀"的范畴。它是由多种病因所致肝脾肾三脏功能受损，全身气血机能失调，导致脉络阻滞，三焦不通，瘀血及水湿停蓄而成的全身性疾病。其具有水瘀交结，正虚邪实，上虚下实，虚实夹杂等错综复杂的病因病机。中医根据病机，分气滞、血瘀、湿热和寒湿的偏盛，治疗常采取行气活血、理气祛湿、健脾利水等治法来组方药膳。

1. 赤小豆鲤鱼汤

取活鲤鱼 1 条（约 500 克），去鳞、腮及内脏，与赤小豆 100 克同入锅内，加水适量，清炖至赤小豆熟烂，分次服食。连续服食 10 天。煮汤不宜加盐，可加生姜少许去腥味。此方具有利水、消肿功效。

2. 冬瓜粥

取新鲜冬瓜连皮 150 克洗净，切成小块，与粳米 100 克（食用大米）煮熟成粥，一起食用。连续服食 10 天。此方特别适合腹水伴有小便赤少、大便干涩、口干食少的患者食用。

3. 芡实炖肉

芡实 30 克，猪瘦肉 100 克。两者合起放砂锅中加水适量炖熟后去药渣，吃肉喝汤。此方具有泻火、祛痰、通便功效，有腹水者可用此方。

4. 鳖甲炖大枣

大枣 10 枚，鳖甲 20 克，食醋 2 匙。将鳖甲砸成小块，先放入砂锅中煎煮 40~50 分钟，再入大枣微火慢炖 1 小时，最后加入食醋、白糖即成。吃枣，饮汤。每日 1 剂。本方益气、软坚、散结，可治疗肝炎引起的肝硬化。

5. 鸭肉冬瓜汤

将白鸭 1 只去毛和内脏，洗净取半只切块（约 400 克），冬瓜连皮（约 300 克）洗净切块，薏苡仁 50 克。先煮鸭肉，将熟时，加入冬瓜及薏苡仁，煮至烂熟，调味食用。连续服食 10 天。此方适于肝硬化腹水，特别是肝肾阴虚者服食。

6. 猪肚粥

猪肚 100 克，大米 100 克。做法：将猪肚洗净，加水煮至七成熟，捞起切丝备用，然后以大米、猪肚丝、猪肚汤（去油）适量，同煮粥食用。功效：适用于肝硬化早期见脾虚，食欲不振，消化不良者。本方有调肝健脾，益气行血的功效。

第六节　肝癌

唐某，男，45岁，来自湘潭某乡镇，平日身体健康，一直从事体力劳动，1个月前无明显诱因出现乏力，休息后不能缓解，间断右上腹隐痛不适，自以为"胃病"，自行至药店买了胃药口服，1周后症状未见缓解，时有隐痛，至镇医院就诊，查B超提示肝硬化、肝内巨块型肿瘤，建议上级医院进一步检查，随即至某院肝病科就诊，查甲胎蛋白大于1210 ng/mL，CT提示肝硬化、脾大，肝内巨型肿瘤，肝内多发转移病灶，乙肝全套提示"小三阳"，肝功能尚正常，明确诊断为"原发性肝癌""乙型肝炎肝硬化"。唐某惊呆了：平时身体很好啊，自己怎么就得肝癌了呢？乙肝"小三阳"不是不需要治的吗？以前检查肝功能都正常，怎么也得肝癌了呢？肝癌有什么先兆症状吗？在专科医生的耐心讲解后，不得不接受一系列的抗病毒、抗肿瘤、介入、口服中药调理等治疗。

一、什么是肝癌

肝癌包括原发性肝癌、转移性肝癌，人们平常说的肝癌指原发性肝癌，是原发于肝脏的恶性肿瘤，是我国排名第四位的常见恶性肿瘤及第二位的肿瘤致死病因，其恶性度高，素有"癌中之王"的称号，令人闻之色变，严重地威胁我国人民的生命和健康。虽然肝癌的诊疗水平不断提高，但目前我国肝癌的 5 年总生存率为 14%。中医学中并无"原发性肝癌"这一明确病名，结合其病程中的各种症状，可见于古医籍中所记载的"肝积""脾积""息贲""积聚""癥""肥气""鼓胀""黄疸""胁痛"等疾病，属于内科学癌症中的一种。

二、肝癌的病因

肝癌的病因主要与下列因素有关：

1. 病毒性肝炎

在我国，乙型肝炎病毒（Hepatitis B virus，HBV）感染是肝癌主要病因之一，也有少数患者有丙型肝炎病毒感染病史，人们常常说的"肝炎—肝硬化—肝癌"三部曲（图 2-5）基本上是临床常见的肝病发生发展的过程，但也有部分患者并无肝硬化病程而直接进入肝癌病程。

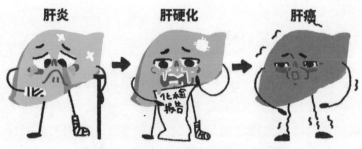

图 2-5 "肝炎—肝硬化—肝癌"三部曲

2. 食物污染

黄曲霉毒素是人类致癌剂，长期进食霉变食物（粮食受黄曲霉毒素污染），主要为霉变的玉米、花生、花生油等，将会增高肝癌发生的概率。

3. 饮水污染

我国肝癌高发的农村地区与饮水污染有密切关系。有研究证实饮用污染严重的池水或宅沟水者肝癌发病率高，因为其中含藻类毒素，此类化学物质具有强促癌作用。

4. 饮酒

长期饮酒可导致酒精性肝病，在此基础上的肝纤维化及肝硬化过程都可能引起肝癌。

5. 毒物与寄生虫

某些化学物质，如亚硝胺类、有机氯农药等是可疑的致肝癌物质。长期居住于疫水地区的居民，感染血吸虫及华支睾吸虫后均易导致肝癌的发生。

6. 遗传因素

肝癌的发生有较明显的家族聚集现象，家族史是独立的因素，可能与遗传易感性有关。

7. 其他原因引起的肝硬化

非酒精性脂肪性肝病、自身免疫性肝病及遗传代谢性肝病，如血色病等各种原因引起的肝硬化，均可进一步发展为肝癌。

中医认为，肝癌的发生主要与素体内虚、外感六淫邪毒、饮食所伤、七情内伤、宿有内疾有关，历代各家对于其发生的机制论述都不尽相同，但在正虚邪实理论上都不谋而合。素体正气亏虚，加之感受湿热毒邪，七情内伤，饮食失调等所致肝脾失和、脏气亏虚、气血痰毒瘀结脉络，日久渐聚积成块停于胁腹而成。

1. 素体内虚

素体虚弱、久病正气已伤或年老体衰者，由于正气亏虚，无法抵御邪气侵犯，邪气乘虚而入，致使气机不畅，终致血行不畅而成块。

2. 六淫邪毒

六淫包括风、寒、暑、湿、燥、火，其随着气候及生活环境的改变而侵袭人体，而肝癌则主要与湿热邪毒有关，若正气不足，湿热之邪久留于体内，致使脏腑功能失调，而致气滞、血瘀、痰浊等病理因素互相胶结成块。此外致癌物质也可归属于六淫之范畴。

3. 饮食失调

不当的饮食习惯、恣食肥甘厚味或烟酒海腥发物也可导致湿热之邪内生，从而导致脏腑功能失调，进一步变生成块形成肝癌。

4. 七情内伤

情志不遂，导致肝郁气滞，久则气滞血瘀或气不布津，血瘀、痰浊互结，渐而成块。

5. 宿有内疾

久病则正气已虚，祛邪无力，加重或诱发气、痰、食、湿、血等壅结成块。

基于以上常见病因，对肝癌高危人群进行定期体检筛查，是早期发现、早期诊断、早期治疗肝癌，从而提高疗效、延长生存期的关键。在我国，以下人群需重点监测：有乙型肝炎病毒和（或）丙型肝炎病毒感染、过度饮酒、非酒精性脂肪性肝炎、长期食用被黄曲霉毒素污染的食物或其他原因引起的肝硬化及有肝癌家族史等人群，尤其是年龄＞40岁的男性风险更大。建议高危人群至少每隔6个月进行1次肝脏超声检查和血清甲胎蛋白检查。

三、肝癌的常见症状

肝癌在早期阶段的症状一般都不明显，很容易被忽略，一旦出现以下这些典型症状，便需要引起重视，甚或已处于肝癌晚期。

（1）疲劳乏力。与其他因素导致的劳累不同，肝癌引起的疲倦、乏力，即使患者长时间休息也无法消除。疲乏的主要原因在于，一方面癌细胞损坏了肝脏的存储功能，身体的燃料供应减少；另一方面，由于肿瘤不断生长造成消化功能出现紊乱，营养吸收障碍，导致能量不足。

（2）嗳气、消化不良、恶心、频繁呃逆等消化道症状。

由于肝功能下降，影响了人体对脂肪的吸收，也可因肿瘤压迫胃肠道所致。

（3）莫名消瘦、体重减轻。在没有刻意减肥的情况下，体重突然下降，日益消瘦，是由于消化功能紊乱，营养吸收减少，也是由于癌细胞在生长过程中消耗机体的能量和营养物质所致。

（4）不规则发热。相当一部分肝癌患者出现出汗、发热，多为中低度发热，是由于肿瘤组织坏死后释放致热原进入血液循环，导致不规则发热，无感染证据者称为癌热，肝癌患者免疫力低下，容易合并感染，也可以出现发热。

（5）肝区疼痛。肝区位于右肋部，一部分肝癌患者出现肝区钝痛，呼吸时的肝痛或急腹痛，疼痛原因是肿瘤增大使肝包膜张力增加，或癌结节破裂或包膜下破裂出血引起。

（6）腹部肿块。有些患者可以在上腹部摸到肿块，且肿块有持续增大的趋势。左肝肝癌常见剑突下、胃脘部肿块，右肝肝癌则见右上腹肿块，甚至蔓延至肚脐。

（7）出血倾向。如刷牙或进食时牙龈出血、鼻出血、痔疮、胃肠道出血、皮肤没有碰撞却莫名出现皮下瘀斑等。这是由于肝硬化导致血小板减少、肝脏合成凝血因子减少，凝血功能异常、食管胃底静脉曲张等所致。

（8）黄疸、腹水、皮肤瘙痒等。黄疸为皮肤、黏膜和巩膜发黄，可因肿瘤压迫肝胆管、肝功能损害或胆管癌栓引起。腹水因癌组织侵犯静脉形成癌栓压迫门静脉、低蛋白血症所致，常伴有下肢浮肿。皮肤瘙痒因胆管引流不畅，导致血液中胆红素增加所致。出现黄疸、腹水等症状的患者，基本已处于肝癌晚期。

（9）其他容易忽略的症状。如不明原因的腹泻、右肩痛、不明原因的病理性骨折等。

四、肝癌的治疗

肝癌治疗原则为：早期治疗、综合治疗、积极治疗。

早期治疗：早发现、早治疗，多可延长生存期，甚至有根治的希望。综合治疗：肝癌属多因素、多阶段形成的癌症，难以找到特效药物，所以综合治疗必不可少。积极治疗：以积极的态度，进行反复多次治疗。若是合并有肝炎病毒感染的患者，需在治疗过程中规范服用抗病毒药物。

手术切除是延长生存期的最重要手段。除手术切除外，还有其他外科治疗方式，分为经血管的治疗与经手术的局部治疗，经血管的治疗如肝动脉结扎、肝动脉插管药物灌注、门静脉插管及其合并应用，经手术的局部治疗包括液氮冷冻治疗、术中微波治疗、术中瘤内无水乙醇注射等。如病情允许、经济条件允许还可以行肝移植术。

局部治疗，包括介入治疗，如经导管动脉内化疗栓塞；消融治疗，如射频消融、微波消融、冷冻消融、经皮瘤内无水乙醇注射等。经导管动脉内化疗栓塞是通过碘化油栓塞供应肿瘤的动脉并做化疗的局部灌注，适用于肝功能尚可，但不能进行肝癌切除的患者，尤其是多结节者。射频消融、微波消融、冷冻消融、经皮瘤内酒精注射均是根据不同的物理学原理，针对肝肿瘤局部进行肝肿瘤的毁损，部分患者可达到根治的目的，是目前常用的局部治疗方式。

其他非手术治疗。放射治疗可精准定位，尤其是近年出现的三维适形放疗，可达到集中对肿瘤的杀伤；全身化疗可以延长生存期，部分化疗药物也可将不能切除肝癌转变为可切除肝癌。靶向治疗／联合化疗、免疫治疗：一线靶向治疗药物，如索拉非尼（医保用药）、仑伐替尼，二线靶向治疗药物，如瑞戈非尼（医保用药）；免疫治疗，如纳武利尤单克隆抗体和帕博利珠单克隆抗体、其他免疫调节剂如干扰素 α、胸腺素 α_1 等。

中医药治疗能改善临床症状，提高机体抵抗力，减轻化疗不良反应，提高生活质量，被证明有较好的治疗作用，中医治疗总则是按不同阶段，采用或攻或补，或攻补兼施方法，配合各型辨证治疗。早期肝癌多以肝气郁结、脾虚湿阻为主要病机，肝郁脾虚可进一步变生湿热毒瘀，辨证分型以肝郁气滞、脾虚湿困、肝胆湿热多见。故中医药治疗应注重疏肝解郁、健脾行气、清肝利湿。方剂常用四逆散、逍遥散、茵陈蒿汤、一贯煎、鳖甲煎丸、参苓白术散、六君子汤等。中期肝癌多以肝郁脾虚、肝热血瘀为主要病机，脾胃为后天之本，故治肝求效，当先实脾。正如《金匮要略》所云：

"见肝之病，知肝传脾，当先实脾。"故在治疗策略上主张"泻肝利于健脾，扶土所以抑木"，以疏肝健脾、清肝祛瘀为法，方剂予四逆散、四君子汤、莲花清肝饮、下瘀血方等，需酌情辨病进行方药加减，药物可选用柴胡、木香、枳壳、龙葵、地龙、土鳖虫、桃仁等。晚期肝癌多以肝肾阴虚或脾肾两虚为主要病机。在治疗策略上当以养阴柔肝、健脾补肾为主，辅以利胆退黄、祛瘀消癥，临床常以四逆散、知柏地黄汤、二至丸、一贯煎加减。除了中医传统的辨证治疗及汤剂外，还有许多中成药制剂也具有一定疗效，如康莱特、艾迪注射液、复方苦参注射液、肝复乐、复方斑蝥胶囊、槐耳颗粒等，视情况还可进行针灸治疗、中成药外敷治疗、中药泡洗及中药熏洗等。

五、肝癌的调护

（一）预防

1. 普通人群

①接种乙肝疫苗；②切断传播途径，如当孕妇有慢乙肝病史时，应在孕期积极做好母婴阻断工作；③防止致癌因素暴露，如避免进食含黄曲霉素的食物；④改变不良的生活习惯，如长期大量饮酒、吸烟、不洁的性生活等。

2. 慢性病毒性肝炎患者

①抗病毒治疗及其他肝病病因治疗；②抗纤维化治疗；③控制相关危险因素，如避免饮酒、吸烟、长期熬夜等；④监测肝癌的发生，定期复查肝癌肿瘤标志物甲胎蛋白及肝脏 B 超检查等。

3. 已发生肝癌并进行根治性治疗的人群

①抗病毒及其他肝病病因治疗；②采取可降低肝癌复发率、提高患者生存质量的综合治疗措施；③监测复发和转移，定期复查肿瘤标志物及肝脏影像学检查。

（二）调护

1. 扶助正气，抵御外邪

所谓"正气存内，邪不可干"。"正气"就好比人体的抵抗力、免疫力，可以帮助人体抵抗、祛除病邪。体内正气强，则外邪无以来犯。因此扶助正气，不仅有助于抵御外邪的侵犯，还可以协助消散内生之邪。而中医在扶助正气方面有许多特色之处，如艾灸、针灸等均可有助于增强人体的正气。

2. 调节情绪，戒怒戒躁

中医认为情志是致病因素中不可缺少的部分，与癌症的发生密切相关，而肝又是调节情志活动中最为重要的一个脏腑。所谓"怒伤肝"，肝是将军之位，其性刚烈，怒者气乱，肝气不顺则生出诸多症状，在七情之中，怒气病机之广泛，发病之繁多，因而中医治疗肝病主张平息怒气最为首要，戒怒戒燥更为重要。

3. 辨证用膳，营养均衡

养病防病，贵在饮食适宜。营养对于肝癌患者来说也尤为重要。营养充足亦是在增强体内的正气，可助抵御外邪。而中医讲究整体观、辨证论治，因此在选择食物时也应根据患者的病情、体质、食物性味的不同，辨证用膳。同时要做到少吃腌制的咸菜和发霉的食物，多吃新鲜蔬菜水果，注意摄入富含高纤维、低脂肪、优质蛋白的食物，如鱼肉、鸡肉、虾等优质蛋白，切忌辛辣刺激之品。食物摄取不均衡本身可能并不是致癌因素，但可能是阻碍肝细胞功能并促进肝癌发生发展的危险因素。

第七节　肝性脑病

一、什么是肝性脑病

"老胡啊，你也过来复查啦！时间真快，像咱们这种肝硬化的老患者就是要定期复查的。"李叔向隔壁病床的老胡热情地寒暄着。

"嗯嗯，是，是。"老胡淡淡地回道。

两人是肝病科的老病号了，有时候复查会碰到，逐渐熟悉了起来。老胡开朗健谈，特别喜欢和大家拉家常。这次见老胡好像有点不一样，不太爱理人，晚上翻来覆去地睡不踏实。

入院后的一个早上，天刚亮。老胡说着去散心就往外走去，李叔喊了一句也不搭理。结果9点查房时还没回来，这下急坏了所有人。

主治医生向同病房李叔问了问老胡的作息和日常习惯有无异常，便赶忙掏出手机走出了病房，说着"坏了，老胡可能肝性脑病发作了，赶紧找人……"

肝性脑病？李叔很疑惑，什么是肝性脑病？这大概也是很多人共同的疑惑，那接下来就为大家科普一下肝性脑病。

（一）肝性脑病是什么？

肝性脑病是指因急性或慢性肝功能严重障碍或门静脉 – 体循环分流异常导致的、以代谢紊乱为基础、轻重程度不同的神经精神异常综合征。有肝病基础的人，如肝炎、肝硬化，持续肝功能异常，那么肝脏就不能发挥正常的解毒、代谢等功能，毒素从肠道吸收、积累过量，进入脑部，人就会出现精神、行为的异常。如老胡的睡眠差，性格改变不爱理人等表现。这个严重的并发症，就是肝性脑病。

（二）肝性脑病是"精神病"吗？

肝性脑病是因为肝的解毒能力变差了，氨等毒性物质进入了大脑，影响大脑的神经系统，大脑被"污染"了，所以会出现异常的行为，如精神错乱、行为怪异、昏睡或昏迷，有时会被误以为是"精神病"。诊断肝性脑病，需要排除精神疾病、代谢性脑病、颅内病变和中毒性脑病等可能引起误诊的疾病，应及早针对病因进行治疗。

（三）肝性脑病发作前有无"预示"？

睡眠紊乱及注意力下降是肝性脑病的最早表现，发病前患者可能会出现性格、情绪和行为变化，可能表现为不爱说话、不理人，突然自言自语，或是情绪激动、烦躁。温和的人变得喜欢"骂人"，爱干净的人开始乱扔垃圾，总的来说，就是行为"异常"。如果身边有肝病患者，突然变得跟平时不太一样，或是"变了个人"，一定要引起重视，有可能就是肝性脑病发作的"前兆"，不要误以为他只是"心情不好""睡不好"而掉以轻心！要及时送医避免延误治疗！

二、肝性脑病的病因

老胡走失未归让整个病房里的病友都很担心，竟不知道是肝性脑病发作起来，连路都找不回来。李叔一直在暗暗自责，要是早点知道老胡这是发病了，一定拉住他不让他乱跑。

终于在第二天下午，在家人和警察陪同下，老胡回来了。老胡一直在絮絮叨叨，问他去哪里了也回答不上来。

主管医生详细问了老胡的饮食、作息、习惯等情况，从老胡家人口中得知，老胡担心医院伙食不好，住院前一天在家中吃了许多牛肉，还喝了酒，并且近两天大便一直未解出。老胡家人也不解，老胡每天按时打针，为什么就发作脑病了呢？肝性脑病的病因又是什么呢？

（一）肝性脑病的病因是什么？吃牛肉、喝酒会是老胡发作肝性脑病的原因吗？

肝性脑病的发病原因非常复杂，主要认为是氨中毒。人吃进多种食物，在肠道进行消化、吸收、分解等，肝的功能正常时可以将氨转化成无毒或者毒性小的物质排出体外。但肝硬化患者消化功能不好，大多存在胃病、肠病。牛肉、鸡蛋等食物吃多了，氨的产生便会增多。酒精也是一种直接的神经毒素。便秘会导致肠道毒素堆积过多，氨无法排出，进入血液，最后入脑，多种原因一起导致肝性脑病。因此，吃牛肉、喝酒极有可能是诱发老胡肝性脑病的原因。同时提醒肝硬化等肝病患者，饮食调护需要特别注意。

（二）哪些情况会诱发肝性脑病吗？

有许多原因能诱发肝性脑病。如感染、消化道出血、大量放腹水、电解质失衡、便秘等。肝病患者免疫力较低，对抗外界病菌的能力下降，容易发生肠道的炎症或其他部位的感染，腹膜炎可表现为发烧、腹痛。消化道出血，开始可能是头晕、乏力、心慌，然后出现黑色大便，严重时呕出大量鲜血，出现休克，这种情况非常危急，一定要迅速送至医院抢救。肝硬化晚期的患者，常发生腹水，有时患者便会自己多吃几粒利尿的药，或者是穿刺时要求尽量多放掉一些腹水。但腹腔可能无法适应突然的"放空"，电解质也因为大量腹水的排出而出现失衡，非常容易诱发肝性脑病的发生。

（三）怎么避免这些诱因？

遵医嘱使用利尿剂，勿贪多贪快。及时补充液体和白蛋白，注意饮食的清淡营养，纠正电解质紊乱。如上述的诱因情况一旦出现，家属及陪护一定要严密观察患者的反应，注意患者是否有语言謇涩、肢体震颤等异常情况，确认后要立即寻求医护人员的帮助。

三、肝性脑病的常见症状

有这么一类肝病患者，他们以前性格很好，突然变得容易生气，爱担心，也非常容易情绪激动。有时候突然不知道自己在哪里，也记不清今天是几号，一个简单的数学题也能难住他们，甚至是答非所问、鸡同鸭讲。刚开始他们或许只是睡眠差，然后变得睡眠倒错，日夜颠倒，一天中很长的时间都在睡觉，他们之中严重的甚至会从嗜睡变成昏迷，这样的一群人，他们身边必须有人紧密地陪伴护理。他们就是肝性脑病的患者。

　　肝性脑病的患者（图 2-6）是非常痛苦的，大家应该多了解一下。

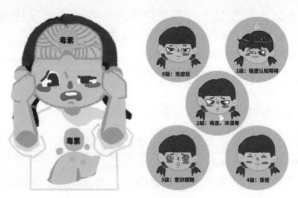

图 2-6　肝性脑病

（一）肝性脑病是不是到了肝病的晚期才会出现呢？

　　实际上，不同程度的肝功能不全患者都可能存在肝性脑病。只不过发作的程度和时间不同。有些患者可能在肝性脑病的潜伏期，又称轻微肝性脑病，无行为、性格的异常，没有明显的"反常"，要通过脑电图和心理测试才能发现。因此肝硬化等患者要做到定期复查，如血氨、脑电图等检查，警惕肝性脑病的发生。

（二）肝性脑病的患者病情稳定后可以继续工作吗？

肝性脑病有较大潜在危害，并可能持续存在。如果是治疗后回家，家属还是需要尽量做到"三防"，指防走失、防伤人、防自残。因为影响脑部的神经系统，患者的注意力、反应能力都受到不同程度的影响。因此，应安慰劝导患者改变不良的生活方式，避免坠落、交通事故等危险，对于从事某些特殊工作，如司机、高空作业、维修精密仪器甚至是某些具有高度危险作业等的患者，强烈建议更换为更安全的工作。

（三）肝性脑病可以逆转吗？

90%以上的肝性脑病可归因于各种原因引起的急性肝功能衰竭及肝硬化，除非肝脏疾病得以成功治疗，否则肝性脑病一旦发生，生存率低，且复发率高。慢性肝病发生肝性脑病的患者，预后不良。所以要提高警惕，加强对肝性脑病的早期筛查识别、及时有效地干预治疗是改善预后的关键。

四、肝性脑病的治疗

相信大家已经清楚了肝性脑病是什么，有哪些症状。那么，如果得了肝性脑病，肝性脑病该怎么治疗？患者及家属在家中又可以做什么？

预防为主，治疗为辅。

对于肝性脑病，要时刻谨记，预防第一。

一级预防是为了防止肝性脑病的首次发生。对肝衰竭、肝硬化、TIPS 术后及外科分流手术后患者，要注意其性情变化。如患者清醒之后观察患者走路的姿势、穿衣的姿势、记忆能力等。并且把这些观察到的行为都记录下来报告给医生。

二级预防是防止复发。应积极治疗原发病，同时要重视健康宣教。在诊疗过程中，医护人员、家属一起注意患者的性格、行为变化。注意观察尿量、大便性状、体温、腹部体征等情况，预防感染、消化道出血发生。

1. 早发现，早治疗

一旦发现及早治疗，治疗是以去除诱因、营养支持、个体化治疗为主。体内的氨堆积过多中毒导致肝性脑病，因此，控制血氨至关重要，具体为减少氨的产生，减少氨的吸收，促进氨的解毒。

如患者通常消化功能不好，肠道内产生的毒素，如氨和炎性细胞因子进入循环，会使肝性脑病加重或暴发。那么，就需要注意维持肠道菌群的平衡，吃容易消化又营养的东西，不增加肠道的负担和压力。服用调节胃肠道功能的益生元或预防性使用抗生素，帮助清除来自肠道的细菌，杀灭潜在的致病细菌。氨的主要去路是在肝脏合成尿素，随尿排出，所以保持大小便的通畅很有必要。

治疗药物的使用主要以降氨为主，常用的降氨药物有乳果糖、门冬氨酸、鸟氨酸、利福昔明、益生菌等，建议在医生的指导下正确使用药物。在调整生活方式的基础上，药物才能发挥更大的作用！

2. 患者到底该吃什么、怎么吃很重要

肝病患者的饮食非常重要，尤其是肝硬化等中晚期患者的营养支持问题关乎生活质量。吃少了会营养不良，吃多了会消化不良。那么到底吃什么？怎么吃？

第一，吃什么？

总的原则是合理适量、少量多餐、营养易消化。饮食照顾好了可减少住院的时间、金钱和服用药物的副作用。肝性脑病患者，应当保持蛋白质的正常摄入，严重者注意补充支链氨基酸。有腹水的患者应进行无盐、低盐饮食。食用富含维生素、蛋白质、少渣、柔软及低脂肪的食物，尽量少食粗糙多纤维的食物，以防划破食道的血管，导致大出血。素食、乳制品、可溶性纤维对患者皆是合理的建议。

第二，怎么吃？

避免长时间空腹，少食多餐，每天安排 4~6 餐，包括夜间进食，睡前加餐，安排乳制品蛋白和植物蛋白（大豆类：包括黄豆、大青豆和黑豆等，干果类：芝麻、瓜子、核桃、杏仁、松子等）效果更好，由于植物蛋白质富含支链氨基酸和非吸收纤维，可促进肠蠕动，被细菌分解后还可降低肠道的 pH，可以加速毒物排出和减少氨的吸收，乳制品营养丰

富，如病情稳定可适当摄入，肉类蛋白质尽量少摄入。

五、肝性脑病的急救处理

大家是否还记得前面讲的老胡肝性脑病发作走失的故事呢？一旦发作，不明显的肝性脑病可能只是睡眠、情绪的变化，但严重的肝性脑病可能会表现为躁动、行为不受控制，甚至是逐渐意识不清，昏迷。

当危急情况来临，大家要了解相关的急救措施，以免意外的发生。

1. 在家中或医院外的其他地方发生肝性脑病怎么办？

答：保护、约束患者，必须有专人陪护，千万不能让患者独自一人！以免患者意识不清，发生走失、跌倒等伤害自己及其他意外情况。

简单判断患者的发病轻重程度。家中常备乳果糖等药物，保持大便的通畅，以大便软稀而不腹泻为宜。若患者有发作的前兆，可临时给予 10 mL 乳果糖口服促进肠道的排泄解毒。若病况难以控制，家属应判断患者的呼吸、心跳、神志，如果发现情况不乐观，立刻将患者送至最近的医院，寻求专业的治疗。

2. 在医院里怎么寻求帮助？

保证患者身边 24 小时不离人，注意"三护"，指床档、约束带、乒乓球手套，避免患者跌下床，意识不清时可能拔除、拉扯掉治疗的输液器、治疗仪器等。将患者近期的饮食作息、治疗等病史情况告知医生，积极配合医护人员的治疗、护理。

第一时间做基础的心电监测，及时建立静脉通路，同时清除呼吸道阻碍物，保持患者的呼吸通畅，给予患者吸氧进而维持血氧饱和度。积极控制上消化道出血、感染、纠正水、电解质和酸碱平衡等诱因，保肝利尿，降低颅内压，排毒，暂禁食。针对原发病，积极治疗予以药物、透析、甚至肝移植等后续治疗。

对有抽搐、脑水肿的患者可降低颅内温度，减少能量消耗，保护脑细胞功能，应用脱水剂时要注意滴速和尿量。对于严重精神异常、躁狂或带有无意识攻击隐患的患者，根据病情需要，严格评估后给予适量短程的镇静药物以控制症状。

对 1~3 期肝性脑病的患者应予重视并严密观察，评估患者的意识状况，移去环境中不安全的装置和物品。对于 4 期的昏睡、昏迷患者，主要考虑其生命安全，要加强基础护理，特别注意保持呼吸道通畅，防止窒息。

中药煎剂保留灌肠也有较好的通便、促进肠道排毒的作用。中医调治在于治病求本，可选择使用中药汤剂、复方汤剂、中成药来改善肝纤维化、肝硬化，调节免疫力，扶助正气。

肝性脑病是继发于多种肝病基础上的严重并发症。如果不预防、不识别、不干预，患者就会从一个有正常认知、意识完整的人，逐渐改变直至昏迷。不管对于患者还是家属而言，这都是非常令人难过的事情。因此，大家只有多了解它，学习如何防范它，才能给予患者更多的关怀和支持。

六、肝性脑病的调护

肝性脑病的患者除了定期去医院进行复查，学会有效地自我调护更能提高患者的生活质量。中医药是中国传统文化的瑰宝，中医药有许多的调理、护理方式，从药食同补、保健养生等各方面起到增效减毒、防治同调的作用。

1. 药膳（养生粥、养肝靓汤）

中药药膳作为一种辅助治疗方式有着悠久的历史，通过辨证施食，充分发挥药膳的优势和特点。介绍以下几样养生粥与养肝靓汤。

赤小豆山药粥。制作方法：赤小豆、山药、白砂糖。把赤小豆淘洗干净。先静置泡发 2 小时，山药切片；赤小豆入锅，加水适量，大火煮沸，至半熟时放入山药片，继续小火熬煮软烂。加入适量白糖，佐餐食用。功效：清湿热、退黄疸、补气血。

推荐的养生粥还有：马齿苋薏苡仁瘦肉粥、桂圆枸杞粥、黄芪粥、牛乳粥等，也可将新鲜菜叶切碎、水果去皮切碎加入粥中，制作成蔬菜粥、水果粥等。

冬瓜鲫鱼汤。组成：鲫鱼、白术、薏苡仁、山药，鲫鱼洗净，冬瓜去皮切片，少量姜葱切好备用。倒油烧热后放入鲫鱼煎至两面上色定型。把葱姜放入爆香，倒入足量开水，加入提前泡好的薏苡仁、白术，大火煮10分钟。再放入冬瓜、山药，继续煮10分钟左右，最后调入少量盐和白胡椒粉即可。如需控制水量，可以延长时间熬煮成浓汤。有益于肝炎、肝硬化、肝性脑病等病症。

推荐的靓汤还有：黄芪泥鳅汤、茵陈猪肝鸡蛋汤、麻油夏枯草汤等，具体制作方法不再介绍。

养生粥与靓汤中还可以加入的中药材有：黄芪、太子参、枸杞、茯苓、薏苡仁等。需要注意的是，中药材需在正规药店购买以确保质量，亦不可过量服用。建议在医生或营养师的指导下科学选用。

2. 药茶

中草药代茶饮，与茶叶配用，或以中草药（单味或复方）代茶冲泡、煎煮，像茶一样饮用。中药代茶饮为我国的传统饮用剂型，是在中医理、法、方、药的理论原则指导下，依据辨证或辨证与辨病相结合，为防治疾病、病后调理或仅为养生保健而组方选药与茶叶（或不含茶叶）合制而成的剂型。

灵芝甘草茶制作用法：灵芝10 g，甘草5 g。将灵芝、甘草加水500 mL，煎煮20分钟即可，代茶饮。功效：补虚强身，安神定志。适用于肝炎、肝性脑病、失眠、神经衰弱等。

银夏茶制作用法：金银花 10 g，夏枯草 30 g。将金银花、夏枯草挑拣干净，用沸水冲泡半小时，待温凉后可当茶水饮用。功效：清热解毒，调养肝脾。适用于肝炎、肝性脑病、降血压，尤其对治疗肝热、肝阳上亢型高血压（有口干苦、脸红目赤、头痛眩晕等症状）的效果更好。因金银花与夏枯草的药性偏寒凉，身体衰弱、脾虚胃弱者慎用。

推荐的茶饮还有：陈皮红枣饮、太子参茶、冬瓜茶、玉米须茶等。

3. 中医特色治疗

针灸治疗：三棱针疗法：穴位：十宣、少冲。方法：用三棱针点刺出血，每穴出血少许，每日 1 次，7 天为 1 个疗程。针刺疗法：昏迷时取合谷、人中、十宣、涌泉穴；烦躁不安时可针刺内关、神门等穴。方法：采用泻法，留针 15 分钟，每日 1 次，5~7 天为 1 个疗程。

舒缓、柔和的保健运动，如八段锦、六字诀、太极功法、马王堆导引术等可疏导患者的不良情绪，调整患者睡眠质量，改善患者的生活质量。

还可配合穴位按摩、穴位贴敷、耳穴压豆，艾灸治疗等中医特色治疗。具体还需至医院进行辨证取穴与规范操作。

4. 中医特色家庭用药（中药灌肠、口腔皮肤的护理、穴位敷贴）

在常规抗肝性脑病药物治疗的基础上，还可选用食醋联合大黄保留灌肠，方法为每日上午9点，取大黄50~100 g（视病情轻重、体重及大便情况而定）浸入500 mL开水中，自然冷却后取液400 mL左右保留灌肠1次。下午5点，用生理盐水100 mL加食醋50 mL，保留灌肠1次。7天为1个疗程。灌肠煎剂可加入中药还有：附片、白及、地榆、茵陈、乌梅、薏苡仁、茯苓、虎杖等。具体药物的选择还需专业医生根据患者个人情况严谨选择。

中药煎剂保留灌肠使用的主药大黄可作用于肠道、肝脏、肾脏等多个脏器，具有调节胃肠道功能，抗炎，抑菌，治疗肝性脑病等功效，具有起效快、疗效肯定、费用低、安全性高、技术操作简易等优势。保留灌肠时应注意观察患者的大便情况，及时调整用药方案，防止因腹泻而导致电解质紊乱、诱发其他并发症。

第八节　自身免疫性肝病

一、自身免疫性肝病是什么？

有这么一类肝病，它起病隐匿，发病的特征也不明显，临床表现与其他常见肝脏疾病相近，如病毒性肝炎，药物性肝损伤。患者多有肝功能受损、炎症反应等表现，但往往是在体检或随着其他疾病的检查时发现肝功能有异常。于是，检查做了许多，查乙肝、丙肝，询问近期有没有吃某些可能有肝毒性的药物，是否生活中不慎接触到了毒物……而大多数患者回答都是"无"。一般到了这个时候，临床医生就会开始抽丝剥茧，解开层层迷雾，判断是否为这种隐匿、不明显的特殊肝病类型——自身免疫性肝病。

自身免疫性肝病由异常自身免疫反应介导的慢性肝胆系统炎症性疾病（图 2-7），是机体产生的反应性细胞和抗体引起肝脏组织进行性不可逆损伤。自身免疫性肝病的主要类型包括：自身免疫性肝炎（autoimmune hepatitis，AIH）、原发性胆汁性胆管炎（primary biliary cholangitis，PBC）、原发性硬化性胆管炎（primary sclerosing cholangitis，PSC）、免疫球蛋白 G4 相关硬化性胆管炎（IgG4-related cholangitis，IgG4-SC），上述疾病中任意两者同时出现时称为重叠综合征，以AIH-PBC 最多见。重叠综合征并非一个孤立的疾病，多种自身免疫疾病如干燥综合征、自身免疫性甲状腺炎等可以与其合并存在。自身免疫性肝病患者约 1/3 会伴有肝脏以外的自身免疫性疾病，包括风湿病、内分泌病、胃肠道疾病、肺病、皮肤病等。

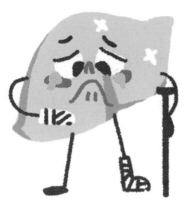

图 2-7　自身免疫性肝炎

　　疾病的名字往往代表着此类疾病的最大特征，自身免疫性肝病，即自身的、有关免疫的一类特殊肝病。为什么说它特殊呢？本来免疫系统的作用是一方面消灭从外界侵入人体的有害物质，如细菌、病毒等；另一方面是消除身体内衰老或死掉的自身组织。而当免疫系统对机体自身成分识别错误的时候，就会做出错误的"攻击"，导致自身免疫性疾病。

　　由于自身免疫性肝病没有明确外来的致病因素，所以确诊比较困难。典型的自身免疫性肝病起病隐匿，也缺乏典型的表现。大部分患者表现为慢性疾病急性发作，表现为疲劳、黄疸。但疲劳、腹痛、黄疸和瘙痒等都不是特异性临床表现。如前文所言，往往需要排除掉许多可疑的肝病，通过多次的严密检查才能确诊。早期自身免疫性肝病对患者生活影响不明显，但疾病进展至晚期时，患者的生活质量较差，肝移植是此病进展至终末期唯一有效的治疗方法。

二、自身免疫性肝病的病因

大家已经了解到自身免疫性肝病的特殊性，也清楚其诊断存在一定的困难。那么，导致自身免疫性肝病的可能原因有哪些呢？它的发病与遗传、环境因素及免疫反应相关，但具体发病机制目前尚未完全阐明。接下来，一起学习一下吧！

1. 遗传因素

复杂的遗传结构是部分人群发生自身免疫性疾病的原因。发病具有明显的家族聚集遗传倾向，是多种基因相互作用的结果，通过对双胞胎家庭及群体研究结果表明，遗传作用在发病风险中起重要作用。人类自胚胎发育时期，就开始形成免疫系统，它首先需要具备的能力就是"分清敌我"，搞清楚哪些是对自身健康的东西，哪些是有害物质。而且这种能力几乎是免疫系统与生俱来的。当这种能力在基因上出现突变或者是其他问题，那么免疫系统与自身疾病就存在了一定的关联性。

2. 药物与环境因素

如某些药物（呋喃妥因、米诺环素）可以诱发 AIH；吸烟、使用激素替代疗法及反复尿路感染病史与 PBC 的发展相关，PBC 患者中复发尿路感染者比健康人更常见，也有研究认为患者日常接触的物质（如指甲油、染发剂和清洁化学品）是诱发 PBC 的重要因素。肝脏是人体中最大的消化腺，也是新陈代谢最旺盛的器官，它就像一个巨大的"化工厂"，每天要发生 1500 种以上的化学反应。当环境中的药物、毒物等刺激到工厂内部转运时，就会发生感染，引起免疫反应，进而产生抗体攻击组织器官，工厂产生了"内乱"，最终势必影响全身。

3. 免疫因素

肝脏组织对自身免疫反应失去耐受性时，免疫细胞识别抗原的能力发生变化，导致免疫活化的 T 细胞持续攻击自身肝脏组织。此病的患者体内往往存在多种自身抗体，这些自身抗体是引起免疫反应必不可少的媒介。比如，有一类分子叫作唾液酸糖蛋白受体，它存在于肝脏组织中，并特异性表达于肝脏汇管区（只存在这个区域），这种蛋白受体的存在会引起自身的抗原抗体反应，破坏肝脏组织的自身免疫，从而造成肝细胞损伤，引起肝功能的异常。免疫系统就像身体内的巡逻警官，平常人身体里许多的抗体都相安无事地待在体内，但自身免疫性肝病患者的抗体，时常喜欢拉帮结派、聚众喧闹，巡逻警官一看以为是在聚众闹事，便开始抓捕、惩治，并且持续不停地调查、打击此类情况，便造成了免疫系统持续攻击自身。体内的多种抗体都有可能闹事，但具体是哪一个或者是哪一个领头、哪一个起主要的作用都很难一次性排查清楚。

所以，血清抗体的检测对自身免疫性肝病的诊断有一定的辅助作用，但灵敏度和特异度均较低。多种补体对此病的诊断也有一定价值。ANA 在 AIH 患者血清中高表达，但确诊仍需病理活组织检查。抗线粒体抗体是 PBC 中较为重要的自身抗体，大部分的 PBC 患者血清中可以检测到高滴度的抗线粒体抗体，尤其是抗线粒体抗体 M2 型，只表达于胆管上皮细胞。胆汁淤积是 PSC 的主要病因，血清碱性磷酸酶升高是 PSC 的特异性改变，磁共振胰胆管造影是目前较常用的诊断 PSC 的影像学检查。

三、自身免疫性肝病的常见症状

相信大家已了解到，此类疾病缺乏显著的特征，如果病情未得到控制，均可进一步发展为肝硬化等终末期肝病，严重威胁患者健康。本病 3 种主要类型的发病部位与机制不尽相同，临床表现也各有所异。

大部分 AIH 患者表现为慢性疾病急性发作，如疲劳、黄疸。但疲劳、腹痛、黄疸和瘙痒等均为非特异性临床表现，最常见的肝外表现是关节痛与皮疹。抽血检查肝功能可以发现丙氨酸转氨酶及天冬氨酸转氨酶升高。自身抗体 ANA 或 SMA 及血清免疫球蛋白 G 水平升高是常见的 AIH 特征。一般慢性隐匿起病，疑似 AIH 而血清自身抗体阴性时，强烈建议行肝活检以明确诊断。

PBC 是一种由异常自身免疫反应为基础的慢性进展性胆汁淤积性肝病。患者临床表现的差异较大，PBC 有 50%~60%

的患者无症状或仅表现为肝功能异常，疲劳是最常见的症状之一，但疲劳与疾病严重程度或持续时间没有直接关系。PBC 常见的皮肤表现包括色素沉着、黄疸、皮肤干燥等。许多患者出现瘙痒症状，这是残留胆汁盐的皮肤神经作用。夜间、高温及妊娠期间瘙痒的症状可能会加重。一部分患者还合并其他风湿病或自身免疫性疾病，以干燥综合征和自身免疫性甲状腺疾病最常见。女性是继发自身免疫状况的危险因素。还可合并的疾病有：系统性硬化病、雷诺现象、类风湿关节炎、终末期门静脉高压。有许多 PBC 患者因肝硬化的并发症（曲张静脉出血、黄疸、腹水及肝性脑病）就诊而发现本病。

PSC 是一种病因不明的慢性进展性胆汁淤积性肝病，胆汁淤积是主要病因，血清碱性磷酸酶升高是 PSC 的特异性改变。乏力和瘙痒是常见症状，约有一半的患者无症状，仅在体格检查或因炎性肠病检查时发现胆汁淤积指标升高而确诊。有研究表明，约 70% 的 PSC 患者存在炎症性肠病，常表现为轻度或者无症状。PSC 合并炎症性肠病的患者比并发克罗恩病、非炎症性肠病的患者罹患肝胆和大肠癌的风险显著增加，肝病进展得更快。因此，建议新确诊 PSC 的患者行回结肠镜随访，若发现炎症性肠病此后每年都要复查随访结肠镜。

四、自身免疫性肝病的治疗

自身免疫性肝病的特点主要表现为机体对自身肝脏组织失去耐受，肝脏出现病理性炎症损伤，血清中可发现与疾病相关的自身抗体。本病有 4 种不同类型，因此发病机制、肝组织中受累的细胞也不尽相同，而同一疾病有不同的发展阶段，即程度分期，这种分期对于判断疾病预后与指导临床治疗均有重要作用。

（1）AIH 以血清转氨酶升高、自身抗体阳性、高免疫球蛋白 G 和（或）γ - 球蛋白血症、肝组织学存在中重度界面性肝炎为特点。根据自身抗体的不同，可将 AIH 分为 1 型和 2 型，2 型多见于青少年，一般病情较重。一般对糖皮质激素等免疫抑制剂治疗应答良好。治疗方案常为：甲泼尼松（龙）单药或者联合硫唑嘌呤。治疗 AIH 的总体目标是获得肝组织学缓解、防止肝纤维化和肝功能衰竭。也就是说，积极治疗以期望缓解肝脏中因免疫紊乱而自我攻击导致慢性炎症状态，因为持续的炎症将引起肝脏组织的纤维化、结节，更严重者导致肝功能的衰竭。AIH 的二线替代治疗药物为霉酚酸酯、环孢素、他克莫司、西罗莫司和依维莫司等。有的患者不能耐受疾病标准方案或疾病控制不佳，因此，需要根据疾病活动程度，及时调整治疗方案和激素的药物剂量。

（2）熊去氧胆酸是治疗 PBC 的首选药物，可改善胆汁酸代谢。熊去氧胆酸可促进胆汁循环，增加胆汁分泌，还可以调节免疫功能，且不良反应较少，能够延缓病情进展。此外，熊去氧胆酸还可以调节 PBC 患者的肠道菌群，改善脑血管活性。但并不是对所有 PBC 患者都呈现满意的效果。二线治疗药物还有：奥贝胆酸、苯扎贝特等。

（3）目前 PSC 的治疗缺乏有效药物。虽然熊去氧胆酸不是治疗 PSC 的一线用药，但因其能刺激胆汁酸分泌，在实际临床工作中，熊去氧胆酸已被作为 PSC 的治疗药物。考来烯胺是治疗本病伴瘙痒症状的一线药物，利福平和纳曲酮是二线治疗药物，对于合并终末期肝病、反复发作的胆管炎或者胆管高级别上皮内瘤变者，肝移植是最终唯一明确有效的治疗手段。

（4）治疗 IgG4-SC，糖皮质激素是目前治疗的主要药物，但部分患者会在激素减量或停药后复发。无论是诱导缓解的过程中还是在维持治疗期间，都要反复监测患者临床症状、血清 IgG4、血生化和影像学改变，大部分患者对激素治疗反应良好。

目前，自身免疫性肝病的发病机制仍不清楚，对于亚临床自身免疫性肝病、重叠综合征、自身抗体阴性自身免疫性肝病患者的诊治仍是临床工作的难点，目前尚无自身免疫性肝病的根治方法，西医治疗有明确疗效，但存在不良反应，还有部分患者应答不良。中医理论指导下的中西医结合治疗，在提高治疗效果的同时，可以减少西药的不良反应，提高西药的应答率，改善患者的生存质量及延长生存时间，未来还需要更多的先进研究，为本病提供更好的诊疗方式。

五、自身免疫性肝病的调护

自身免疫性肝病严重威胁人类的生命健康，起病隐匿且病程漫长，导致患者生活质量严重下降及心理和精神压力增加。目前尚无根治性治疗方法，且药物选择有限，效果也因人而异。免疫抑制剂的使用，常使一部分患者无法耐受且出现一些不良反应。中医药从"整体观念"出发，辨证论治，以调整机体的稳态，扶助正气，祛邪外出，以达到"阴阳平衡"的状态。

由于自身免疫性肝病的疾病种类的发病机制不同，因此治疗上需根据类型与程度等，尽早针对"病因"治疗，可参考相应指南的标准方案与详细论述。

自身免疫性肝病的发生发展及疾病演变规律与"湿""瘀""毒""虚"密切相关，治疗上多采用活血化瘀、疏肝理气、清热解毒、健脾益肾之法。多参照中医的"虚劳""黄疸""积聚"等疾病进行辨证论治，AIH、PBC、PSC 等自身免疫性肝病虽然疾病特点与转归各异，但临床上均可有乏力、干燥、瘙痒、胁痛及舌红少苔等共性表现，均存在脾肾亏虚的证候特点。

部分 AIH、PBC 均存在难治性患者，即采用标准西药方案后，无明显应答，肝功能未改善。此时，需要积极进行病证结合的中西医结合论治，脾肾亏虚被认为是本病的基本证型，因此，辨证采用健脾补肾的共性治疗方药，根据不同个体的疾病、分期、病情等进行个体化中医药加减治法。在临床中运用健脾补肾方，早期主要加用疏肝理气之品，如香附、白芍、半夏等，中期以化瘀活血为主，如丹参、五灵脂、红花、延胡索等，后期以补气养血为要，如参芪、当归、枸杞等，以同病而异治。

对于自身免疫性肝病慢性阶段，肝纤维化为其共性病理特点，在炎症、胆汁淤积等基本控制后，可以联合或单独应用抗肝纤维化中药，如扶正化瘀片等。

糖皮质激素的不良反应包括：库欣综合征、消化性溃疡、感染、骨质疏松、真菌感染等，也需要注意其对肝脏本身影响的不良反应。所以再次强调，定期复查非常重要。包括抽血查生化、腹部肝胆 B 超、肝脏瞬时弹性成像等多种检查随访。

中医药辨证论治加生活方式干预，从中医辨证论治、阴阳平衡、五脏六腑整体观念出发，在防治、调护此类慢性疾病中显得尤为重要。因此读者可根据自身的具体情况，向专业医生进行相关的咨询或寻求专业指导。

第三章
怎样看懂肝病化验检查报告单

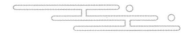

肝病的检查

一、肝病常规检查项目有哪些?

胡大姐是一名乙肝肝硬化患者,一直服用替诺福韦(一种乙肝抗病毒药物)抗病毒治疗,因长期腹水、下肢水肿,间断服用螺内酯、呋塞米利尿消肿治疗。胡大姐自己觉得没什么不舒服,所以将近 2 年没有去医院检查。近日,胡大姐突然觉得浑身无力,全身骨头痛,肚子胀得厉害,饭也吃不下,便来到医院检查。医生初步询问了一下情况,一脸严肃地说:"胡大姐,您是乙肝肝硬化患者,又长期服用抗病毒药物和利尿药物治疗,一定要定期复查啊,至少每 3~6 个月要全面检查一次,要不然,后果会很严重的。您服用的抗病毒药物会引起肾功能损伤、低磷性骨病,严重的会导致瘫痪。您长期服用的利尿药物会引起电解质紊乱,如低钾,您会觉得浑身乏力、腹胀,严重的还会引起心律失常!"胡大姐一听,赶紧让医生开了全面检查的单子。医生根据检查结果进行了处理,所幸处理及时。经过这一次事件以后,胡大姐再也不敢大意了,坚持每 3~6 个月复查一次,发现问题及时处理,现在胡大姐的病情非常稳定。

　　那么，肝病患者常规检查项目有哪些呢？大家应该怎样根据自己的具体情况进行检查呢？

　　肝病的常规检查（图 3–1）一般包括：血常规、肝功能、甲胎蛋白、肝胆脾胰 B 超、肝炎标记（如乙肝全套、丙肝抗体、甲肝抗体、戊肝抗体等）。但根据肝病种类及具体情况的不同，在以上常规检查项目的基础上，具体检查项目又有所区别。

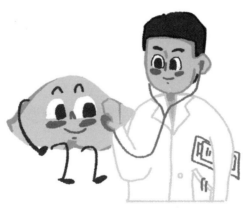

图 3–1　肝脏检查

　　如确诊乙肝或正在服用抗乙肝病毒药物，还需进行乙肝病毒载量的检测（HBV–DNA）。特别要注意的是，正在服用阿德福韦酯或替诺福韦抗病毒治疗的，一定要复查肾功能、电解质、血磷等，因为这两个药物可以引起肾功能损伤及低磷性骨病。如确诊丙肝，还需进行丙肝病毒载量的检测

（HCV-RNA）。如确诊肝硬化或原来曾患过肝衰竭，还需完善凝血功能的检测；如存在腹水，长期服用螺内酯、呋塞米等利尿药物，则需要完善肾功能、电解质等检查；如确诊为肝癌，还需完善甲胎蛋白、肝脏 CT 或 MRI 平扫 + 增强等检查；如确诊为自身免疫性肝病，还需完善体液免疫全套、自身免疫性肝病抗体的检查。

　　肝功能的检查看肝功能是否减退，B 超的检查看肝脏、脾脏是否出现异常肿大、是否出现腹水等情况。甲胎蛋白检查主要用来筛查是否患原发性肝癌。病毒载量的检测主要用来评估是否需要抗病毒治疗及抗病毒治疗的效果。凝血功能检测主要用来评估肝脏的合成功能。

　　在进行检查之前也有很多需要谨记的注意事项，比如：检查前要空腹，禁服某些药物与食物，如含有丰富的红萝卜素或者是叶黄素的食物，还要禁止剧烈活动、禁止饮酒等。

二、肝功能化验单反映出的临床意义？

　　肝功能检查是通过各种生化实验方法检测与肝脏合成、代谢等有关的各项指标，以反映肝脏的基本功能状况。肝功能化验单是对肝功能化验结果的显示，医生通过对肝功能化验单的查看，可以很好地判断出一个人肝脏的情况，如果出现病变的话，医生可以根据患者的检查结果得出相应的结论，以此作为诊断及治疗参考的依据。

在肝功能的化验单中包括：丙氨酸氨基转移酶（ALT）、天门冬氨酸氨基转移酶（AST）、白蛋白、球蛋白、白球比值、胆红素（包括总胆红素和直接胆红素）、总胆汁酸、碱性磷酸酶、γ-谷氨酰转肽酶等多项检查结果。每一项检查结果提示的内容所代表的意思不尽相同，通过对肝功能化验单所提示的分析，再和参考值结果对比分析，可以判断出一个人的肝脏是否出现了问题，或者问题的严重程度，不过很多人看不懂肝功能化验单。因此，学会看肝功能化验单很重要。

1. 反映肝实质损害的指标

主要包括丙氨酸氨基转移酶（ALT）、天门冬氨酸氨基转移酶（AST）等，其中 ALT 是最常用的敏感指标，肝细胞发生坏死时，血清 ALT 水平可升高。AST 持续升高，数值超过 ALT 往往提示肝实质损害严重，是病情严重程度的标志。

2. 反映胆红素代谢及胆汁淤积的指标

主要包括总胆红素（TBil）、直接胆红素（DBil）、间接胆红素（IBil）、总胆汁酸（TBA）、γ-谷氨酰转肽酶（γ-GT）及碱性磷酸酶（ALP）等。肝细胞变性坏死时（如肝衰竭、药物性肝损害、病毒性肝炎等），TBil 可升高，DBil 及 IBil 均升高。发生胆道梗阻时（如胆管结石、胆管肿瘤），以 DBil 升高为主，同时伴有 γ-GT、ALP 的升高。发生溶血性黄疸时，TBil 也会升高，但一般不会超过 85 μmol/L，而且以 IBil 升高为主。

3. 反映肝脏合成功能的指标

主要包括白蛋白、前白蛋白、胆碱酯酶等。长期白蛋白、胆碱酯酶降低，说明正常肝细胞逐渐减少，肝细胞合成功能差，肝脏储备功能减退，预后不良。

三、乙肝小三阳与大三阳的区别？

相信乙肝患者都听说过大三阳、小三阳。在很多人的印象中，大三阳代表病情重，传染性强，需要治疗。小三阳代表病情好转，病情轻，传染性弱，不需要治疗。但这样的观点是错误的，接下来带大家一起了解一下乙肝大三阳与小三阳（图 3-2）。

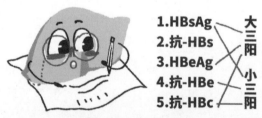

图 3-2　大三阳与小三阳

乙肝大三阳是乙肝表面抗原（HBsAg）、E抗原（HBeAg）、核心抗体（HBcAb）同时阳性，表示病毒在人体内复制十分活跃，且病毒载量高，有较强的传染性，但乙肝大三阳与病情的轻重没有直接关系。大三阳患者如果多次检查肝功能都正常，而且没有肝纤维化、肝硬化的表现，家里亲属没有肝硬化、肝癌的患者，可以不治疗，但一定要定期复查，至少每6个月一次。如果大三阳患者伴有肝功能异常或有肝硬化表现时，应积极到正规医院进行抗病毒、护肝治疗。

乙肝小三阳是表面抗原（HBsAg）、E抗体（HBeAb）、核心抗体（HBcAb）同时阳性，表示病毒复制不活跃，或者病毒复制活跃，但病毒载量没有大三阳高，传染性相对较弱。但有少数病毒变异患者虽为"小三阳"，病毒仍复制活跃，病毒载量高。所以应进一步检查乙肝病毒，才能决定是否有传染性和如何治疗。虽然从理论上来说乙肝小三阳病毒复制较轻，但是其病情不一定就比乙肝大三阳轻，所以还要结合乙肝病毒定量检查和肝功能指标来综合判定肝炎严重程度。

特别注意：世界卫生组织已经证明乙肝不是消化道传染病。同桌吃饭、接吻等并不会造成乙肝传播。所以大众对乙肝的恐惧和歧视是不科学的。一般来说，如肝功能正常者不需特殊治疗，日常生活中除了注意防止传染他人外，一般情况下不影响工作、生活、学习及婚育。但应注意定期复查肝功能，如发现肝功能异常时则需及时治疗并应加以适当隔离。

四、甲胎蛋白升高，一定是肝癌吗？

杨大哥是一名慢性乙型肝炎患者，近日觉得浑身无力、不想吃饭、小便像茶水一样黄。他昨天来到医院检查，发现肝功能异常，转氨酶有 1200 U/L，总胆红素 56 μmol/L，乙肝病毒载量很高。医生告诉他，这是因为乙肝病毒复制活跃引起的肝细胞坏死，导致肝功能损伤，通过及时抗病毒、护肝治疗可以控制病情。杨大哥还出来一项检查结果，甲胎蛋白 586 ng/mL，比正常值高了几十倍。杨大哥一看，吓坏了，因为他自己也看过一些科普书，知道甲胎蛋白升高表示可能得了肝癌。杨大哥茶不思、饭不想，整日忧心忡忡。但甲胎蛋白升高，一定是肝癌吗？不一定（图 3-3）。

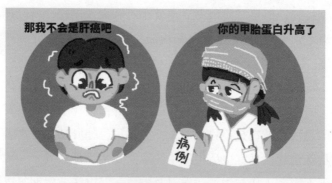

图 3-3　甲胎蛋白升高，不一定是肝癌

甲胎蛋白是一种糖蛋白，英文缩写为 AFP。正常情况下，这种蛋白主要来自胚胎的肝细胞，胎儿出生约两周后甲胎蛋白从血液中消失，因此正常人血清中甲胎蛋白的含量尚不到 20 ng/mL。甲胎蛋白升高主要见于肝癌患者，是诊断肝脏肿瘤的主要肿瘤标志物，在大约 80% 的肝癌患者血清中可见升高。

但甲胎蛋白升高不一定就是肝癌。生殖细胞肿瘤（如卵巢癌、睾丸癌等）也可出现甲胎蛋白升高，甲胎蛋白阳性率为 50%。在其他消化系统肿瘤如胰腺癌、胃癌或肺癌等患者亦可出现不同程度的升高。另外，当肝细胞出现大量坏死，同时伴有新的肝细胞再生时，如急性肝炎、肝衰竭、肝硬化患者，可出现甲胎蛋白的短期升高，甚至超过 1210 ng/mL，随着病情的好转，甲胎蛋白会逐渐下降。这种情况恰恰说明肝脏再生功能好，疾病预后好，不需要担心，杨大哥很有可能就是属于这种情况。但这种情况还是要完善肝脏 CT、核磁共振等检查以排除肝癌，不能掉以轻心。

五、肝病患者注意，这些项目需要定期复查!

肝病患者通常在初期的时候不会有明显的症状，但必须要定期到医院复查一些必须检查的项目，只有定期复查，才能更加清楚地了解自己的病情发展是怎样的，对早发现早治疗也起到很好的作用。

在没有肝功能损害、暂时不用接受治疗的情况下，医生都会建议患者定期到医院复查，一般每 6 个月一次，那么，肝病患者必须要定期复查的项目是什么呢?

1. 血常规

血常规是一项基础检查，通过观察血常规项目中白细胞、血小板等指标的变化，可以评估有没有肝硬化、是否并发细菌感染等。如果出现白细胞、血小板的下降，则提示可能出现肝硬化。如果白细胞明显升高，则要考虑合并有细菌感染，需要抗感染治疗。

2. 肝功能检测

包括反映肝脏合成、代谢等有关的各项指标，以反映肝脏的功能基本状况。主要包括：谷丙转氨酶、谷草转氨酶、谷氨酰转肽酶、胆碱酯酶、白蛋白、总胆红素、总胆汁酸等多项指标的检测，一般每一个指标的检测都会代表着一个问题（具体见前述），所以都是必须要检测的。

3. 病毒定量检查

乙型肝炎患者要进行乙肝 DNA 定量检查，丙型肝炎患者要进行丙肝 RNA 定量检查。这个检查可以直接反映出乙肝病毒或丙肝病毒复制的状态及传染性的强弱，而且可以用来评估是否需要抗病毒治疗，观察抗病毒治疗的效果及指导抗病毒药物的选择。

4. 肝胆脾胰彩超检查

彩超能够很直观地看到肝脏的形态变化，也可以评估肝脏大小，有无肝硬化或者门静脉高压症，有无腹水、肝脏肿瘤等。同时可以评估脾脏大小，进一步明确有无肝硬化。

5. 肝脏弹性测定

通过瞬时弹性成像技术测量肝脏硬度及脂肪变性程度，进而评估肝硬化的程度，有无脂肪肝。

6. 凝血常规检查

可以反映肝脏的合成功能。因为肝脏是多种凝血因子合成的重要场所，也是纤维酶合成的必要场所，如果肝脏出现了异常，就会由于凝血因子合成减少或消耗，抗凝物质的生成增加，引起凝血机制发生异常改变，所以一定要及时通过检查了解具体的情况。

7. 甲胎蛋白

一般对原发性肝癌的诊断会有很大的作用。有慢性肝病的患者得肝癌的概率比没有肝病的患者要高很多倍，所以，一定要定期复查甲胎蛋白，以便更早发现肝癌。但甲胎蛋白升高不一定是肝癌。要根据具体情况具体分析。

肝病患者需要定期到医院进行这些相应的检查，对于判断患者病情、及时发现病变，都起到很好的作用。肝病患者一定要做到早发现、早诊断、早治疗，以免错过最佳治疗时机。

第四章

中医肝好气血足，保肝护肝保健康

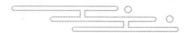

第一节　养肝护肝保健康

肝脏作为人体最大的消化腺，具有强大的合成、分泌、代谢、解毒等作用，它参与了人体的营养物质代谢、有害物质排泄、胆汁分泌等各方面（图 4-1），其功能多、任务重，是人体最重要的器官之一，也是很容易"生病"的器官。

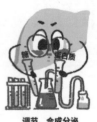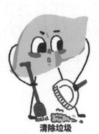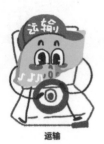

调节、合成分泌　　　　清除垃圾　　　　运输

图 4-1　肝脏的作用

随着人们的生活水平提高，工作及生活压力的增大，抽烟、酗酒、熬夜、高脂饮食、缺乏运动等不良饮食、生活方式，都使肝脏承受着巨大的负荷，日积月累造成损伤，导致脂肪肝、酒精肝、肝硬化、肝癌等疾病高发。但是，由于缺乏痛觉神经，加之其强大的再生及代偿作用，无论肝脏怎么劳累，从不会喊痛，人们经常会忽略它的健康状况。肝病早期大多表现得很"沉默"，没有明显症状，发展到中晚期才会

有相应症状表现，这导致许多人因感到不适去医院就诊时，病情已错过最佳治疗时间。

目前，我国有大量居民饱受肝病困扰。有数据统计，截至 2020 年，中国慢性肝病患者人数或达 4.47 亿。而慢性肝病不及时治疗，未来可能演变为肝硬化甚至肝癌。根据世界卫生组织国际癌症研究机构发布的 2020 年全球最新癌症负担数据显示：2020 年我国新发肝癌为 41 万例，这在我国癌症新发病例数中排名第五；同时，肝癌死亡人数为 39 万，在我国癌症死亡人数中排名第二。在此条件下，所有人都应当关注肝脏健康（图 4-2）。

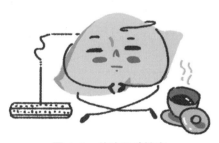

图 4-2　关注肝脏健康

对肝脏来说，"养重于医，防重于治"，大家要注重肝脏的日常养护及预防，尽早养肝护肝，才可保证身体健康。人们可以从生活方式、饮食、锻炼及保健等方面加以干预，做到避免熬夜、规律作息；调节心情、劳逸结合；均衡膳食，戒烟戒酒；不随便吃药，给肝脏加负；加强锻炼，适当保健等，以预防肝病或延缓肝病发展。

第二节　养肝从好睡眠开始

前不久，父母带着小李去体检。几天后，小李拿到了自己的检查报告，发现自己的肝功能检查提示"转氨酶升高"，找到肝病科医生咨询，发现是与自己前段时间经常熬夜有关。怎么熬夜还伤肝呢？接下来，就为大家科普睡眠与肝脏的联系。

众所周知，充足的睡眠对人体很重要，它能保证白天活动精力充沛，能让机体得到修复、保证机体生长发育，增强抗病能力。睡眠到底对肝脏有何影响呢？大家该如何通过睡眠来保护肝脏呢？

1. 长期熬夜对肝脏的坏处

对于肝脏而言，长期熬夜可导致过度疲劳，身体也容易进入一种氧化应激状态，它加速了肝细胞的衰老，同时使免疫能力下降，让肝脏对于病毒、细菌等病原体的杀伤力及抵抗力下降，其发生疾病的概率也会明显的上升。另外，经常熬夜的人肾上腺素等激素分泌较常人高，增加了肝、肾负担，会诱发血压升高、油脂分泌增加、头痛等各种不适症状，影响肝脏功能的正常发挥。

2. 睡眠对养肝的重要性

《黄帝内经》中提到："人卧则血归于肝"（图 4-3），意思是人体在卧躺休息时血液较多流向肝脏。从现代医学而言，血液中含有的白细胞、运输的氧气等可以帮助肝脏清除病毒、细菌等病原体，同时修复受损的肝细胞。尤其是按照中医经脉循行理论，每天晚上 11 点到凌晨 3 点，气血流经肝胆经，是养护肝脏的最佳时间，也是肝脏排毒的时间，在熟睡状态下才能保证肝脏进行正常的排毒工作。否则，会导致肝脏毒素堆积，损伤肝脏。

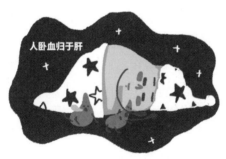

图 4-3　肝脏与睡眠的关系

因此，"养肝之诀，应当以睡眠为先"，而养肝要做到"睡久"及"睡好"！

"睡久"指睡眠时间要充足。成年人需要每天 11 点前入睡，保证 8 小时夜间睡眠。

"睡好"指睡眠质量要好。具体可从入睡时长、睡眠过程及睡醒状态三方面参考是否睡眠质量好。入睡时长是指从准备睡觉到完全入睡的时间，应在 10~20 分钟以内，不超过

30 分钟；睡眠过程中不会经常醒来、做梦或偶尔醒来但很快入睡；睡醒状态应是觉得精力充沛，轻松愉快，不觉疲劳。

3. 改善睡眠的方法

（1）睡眠环境：卧室环境要安静，每天定时开窗换气；床单被褥要经常换洗，保持枕头尺寸大小和舒适度；选择宽松、舒适的睡衣；睡觉前关灯，保证黑暗的环境，有利于褪黑素的生成，帮助入眠。

（2）调整好饮食：饱腹或者空腹状态都会影响睡眠，按时进食三餐，睡觉前 1 小时内不能吃任何食物或饮水，避免因夜尿或胃肠负担影响睡眠。

（3）改变习惯，规律作息：每天按时上床睡觉及起床；睡前避免聊天、玩手机；不要在床上工作或学习，只在床上睡觉；不要在睡前饮酒、饮茶、午后停止摄入含咖啡因的食物。

（4）睡前放松：睡前应避免剧烈运动，以防情绪过激而影响入睡，可在家缓缓散步或做瑜伽、热水泡脚或泡澡、听舒缓音乐、使用香薰等以促进睡眠。

第三节　作息规律，不伤肝脏

古人说"日出而作，日落而息"。作息即是指日常起居和劳作生活。作息规律，简单而言，便是要求起卧休息、饮食、工作学习等日常生活各个方面有一定时间安排及规律。

1. 作息规律对肝脏的重要性

中医强调，作息时间应顺应自然规律和人体的生理节律，这样人体的组织脏腑器官才能保持最佳状态，有益于身体健康；若作息无常则会扰乱人固有的生物节律，使脏腑损伤。

目前研究也发现，肝脏随着昼夜周期，有着自己的代谢周期，若节律紊乱，会加速肝脏疾病的发展。简单来说，肝脏的工作受人体生物钟的影响，如果被扰乱，可能会导致肝脏疾病的发生。

所以，要想肝脏好，作息规律必不可少。

2. 建立规律的日常作息安排

作息规律的关键在于培养规律的生活习惯，如每天定时休息、定时工作学习、定时吃饭、定时锻炼、定时洗澡等。正如《黄帝内经·素问》中提到的养生之法："上古之人，其知道者，法于阴阳，和于术数，食饮有节，起居有常，不妄作劳，故能形与神俱，而尽终其天年，度百岁乃去。"这要求大家顺应自然规律，保持饮食节制、作息规律，将日常生活安排得井井有条，就保持健康及长寿。

3. 建议的日常作息安排

（1）起卧休息。疲劳、熬夜会损伤肝脏，有效的睡眠有利于保证肝脏进行自我修复。每天可以 22：30 准备睡觉，23：00-7：00 为夜间睡眠最佳时间段。在 13：00-14：00 期间午休 30 分钟可有效缓解疲劳，有助于保持充沛精力，应对下午的工作学习。

（2）饮食。三餐需按时服用，注意荤素搭配，不可不吃，也不可过饥过饱。最佳三餐时间为：早餐7：20-8：00；午餐12：00-12：30；晚餐17：30-18：00。11：00及16：00左右可适当吃点水果及酸奶。

（3）工作学习。每天安排固定的时间工作学习，有助于提高效率。9：00-10：00是上午头脑最清醒的时间，适合做复杂困难的工作；14：00-16：00是人思维最活跃的时间，适合做一些需要创新性的工作；20：00-22：00同样适合看书或看电视。

（4）锻炼及活动。适当锻炼有助于提高身体抵抗力，预防肝病的发生。每天19：00-20：00是最佳的运动时间，适当运动，可选择慢跑或散步。注意8：30-9：00是人体免疫系统最弱的时间，避免做剧烈运动。

第四节　养肝，注意劳逸结合

长久的实践证明，劳逸结合不仅能保证日常工作高效率进行，而且对人体健康起着重要作用。繁重的体力劳动或脑力劳动使身体各器官对于气血消耗增加，而肝脏是藏血的器官，需要不停地工作以维持生命活动，疲于工作就会受损。同时，过度疲劳可导致机体抵抗力下降，病毒、细菌等更容易侵犯肝脏，引发肝病，如果已经受损的肝脏不能得到及时修复，就会导致肝脏损伤加重。此时，适当的休息能让肝脏得以"减负"，利于肝脏进行自我修复。因此，养肝需要注意劳逸结合。

要做到劳逸结合（图4-4），关键在于平衡好工作学习及休息娱乐，保证两者适度、交替进行，达到"劳逸适度"。

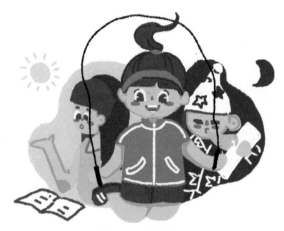

图4-4　劳逸结合

劳逸适度的方法

（1）要有规划、懂得量力而行。进行脑力劳动或体力劳动时，都应该注意休息和劳动相结合，根据自己的情况及时进行放松休息，感到疲劳时，千万不要强撑着去完成，注意避免熬夜工作，损伤肝脏。

（2）注重休息的多样性。可以采取睡眠休息，也可以选择听音乐、散步、钓鱼等休息方式。在工作的同时，也可以经常变换体位，久坐后站起来走走，久站后坐下来休息或动动手、动动脚等，都可以舒缓肌肉，减轻疲劳感。

（3）适当运动。适当的有氧运动能够加速血液循环，促进机体新陈代谢，有利于肝脏修复，达到养肝护肝的目的。在不疲劳的前提下，每天进行有益的锻炼，如慢跑、打太极拳、游泳等，有利于增强体质，提高免疫力，对机体及肝脏起到保护作用。

（4）避免长时间玩手机、看电视等。目前，很多人选择休闲娱乐的方式是看各种短视频或电视剧，但这其实对肝脏有着不利的影响。中医认为肝藏血，"肝开窍于目""目受血而能视"，人的视力有赖于肝血的濡养，而"久视伤血"，长时间用眼会消耗肝血，出现眼部干涩、视物模糊等症状。因此，在选择休闲娱乐时，应避免长时间玩手机、看视频等。

第五节　春季养肝正当时

中医认为，人的健康跟自然界四季是相关联的。肝脏在五行中对应"木"，具有生长、升发的特性，而春季是充满生机、阳气升发的季节，在五行中也属"木"，因此，春季与肝相通。春天不仅是肝气旺盛之时，也是肝病高发的季节，如果春天没有养好肝气，周身气血便会运行紊乱，其他脏腑器官也会受干扰而患病。因此，趁着春季这个时节好好调养肝脏，可以防病保健康（图 4-5）。

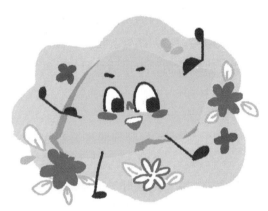

图 4-5　春季养肝正当时

1. 起居调养

"春三月，此谓发陈，天地俱生，万物以荣，夜卧早起，广步于庭，被发缓形，以使志生，生而勿杀，予而勿夺，赏而勿罚，此春气之应，养生之道也。逆之则伤肝"这是中医在春季养肝的重要原则。

中医认为，在春季中，最好适当地晚睡早起，如果违背了这种规律，就会损伤肝脏。因为肝胆经循行的时间为 23 点至凌晨 3 点，故建议大家每晚 11：00 前睡，早晨7：00 起床。

2. 运动调养

春季万物生长，阳气也随之升发，适当运动有助于升发阳气。

"广步于庭，被发缓形"要求大家在春季不做激烈运动，以不出汗或微出汗为宜。因为剧烈运动，大量出汗，耗损津液，反而会损伤阳气。出门踏青、散步、慢跑、太极拳、瑜伽等活动，既可放松心情，也可活动身体，使气血通畅，达到养肝护肝的目的。

3. 情志调养

中医认为"肝主疏泄"，肝气的疏通畅达与情志密切相关。又有肝"在志为怒，喜调达而恶抑郁"，暴怒和忧郁都可导致肝的疏泄功能失常，造成肝气郁滞，出现肝病，长此以往还会牵连其他脏腑。因此，学会排解心中的不良情绪，保持心情舒畅，避免暴怒忧郁，是顺应春气升发及肝气顺畅的特性，有益于肝的养生保健。

做深呼吸、向朋友或家人倾诉等方式都可以宣泄心中的不快，或采用旅行、唱歌、看书等方法来转移注意力以缓解情绪。平时容易生气的人也可适当吃苦瓜，多喝玫瑰花茶、菊花茶来疏解肝气。还可在医师指导下服用疏肝理气的中药，如逍遥丸、柴胡疏肝散等。

4. 饮食调养

孙思邈在《千金方》中曾记录，春天的饮食应是"省酸增甘"。中医认为"酸入肝、甘入脾"，同时在五行生克关系中，肝旺克脾，而春季是肝气升发的季节，过食酸味使肝气过旺，既伤肝也伤脾，所以在春季的饮食调理中要注意"少酸宜食甘"，使肝脾相宜。可选用山药、扁豆、鱼类、糯米、燕麦、萝卜等。同时，辛甘发散、清淡的新鲜蔬菜，顺应肝气的升发特性，有利于养肝，如荠菜、菠菜、洋葱、韭菜、芹菜、大蒜等。

5. 中医保健

按揉穴位：大敦、行间、太冲都是肝经本经的穴位，每天常按揉有助于养肝。

敲肝经：每天双手握拳，稍用力敲打两侧大腿内侧的正中，自大腿根部至膝关节。一天两次，每次持续五十次左右。

第六节 养肝从戒烟酒开始

28岁的小陈，平时在一个销售公司工作，凭着不俗的酒量在部门中一直是金牌销售，儿女双全，家庭和睦，日子过得有滋有味。可不久前，他出现了疲惫、食欲减退、腹胀、腹泻等症状，本以为是自己消化不良，过一阵也就好了。谁曾想，症状一直没缓解，还越来越严重。去医院检查，小陈被确诊是酒精性肝硬化，便成了医院的"常客"。

目前，随着人们工作压力增大及"酒桌文化"的大肆风靡，烟酒充斥着人们生活。很多人都像小陈这样沉迷其中，不以为意。但是，大家必须知道，烟酒是极伤肝的，严重者可增加发生癌症的概率。

1. 酒精，诸多肝病的源泉

生活中，可以引发肝病的因素有很多，但酒精无疑是最常见且伤害性大的一个因素。可以说，酒精是诸多肝病的源泉。

一个人饮酒后，有95%的酒精通过肝脏的酶系统进行氧化代谢，肝脏能将乙醇（酒精）转化为有害的乙醛、再转化为对人体无害的乙酸，最后变成水和二氧化碳排出体外。但过量饮酒会造成肝脏负担，有害乙醛过多无法转化排泄，对肝脏造成直接损害，并影响肝脏代谢而导致脂肪的堆积，导致酒精性脂肪肝、酒精性肝炎、酒精性肝硬化，并且加重其他肝病，甚至会引发肝癌。

2. 保护肝脏需严格戒酒而不是适量饮酒

2018年世界顶级医学期刊《柳叶刀》刊文指出：喝酒直接导致了全球280万人的死亡，最安全的饮酒量为0，即不饮酒才对健康有益。每个人的基因、营养状况等都是有差异性的，饮酒后是否发生酒精性肝病也存在着差异性。有些人长期饮酒，肝脏受损的情况却并不严重，而少量饮酒的人或偶尔喝酒的人却因为饮酒会产生了严重后果。所以，保护肝脏，确保身体健康，最好的方式是严格戒酒，而不是适量饮酒。

3. 吸烟也会损伤肝脏，养护肝脏需远离香烟

大家都知道，直接吸烟或吸二手烟会导致肺部疾病，然而吸烟的危害不仅体现在肺部疾病上，它还有可能导致肝病

的发生。吸烟会影响人的免疫功能，致使人的抵抗力低下，更容易患上肝病。另外，研究发现，吸烟可以促进肝脏脂肪样变性，形成脂肪肝，还会加重肝脏纤维化程度，增加肝脏肿瘤发生的风险。吸烟者患乙肝、肝硬化、肝癌的概率也远大于不吸烟者。

第七节　常吃这些蔬菜养出健康肝

"李爷爷，恭喜您今天可以办理出院了，回家后请您按时吃药，一个月后再来复查。回家后您要注意休息，不能过度劳累。吃东西也要多讲究一些，不能吃霉变的食物、不能吃腌制的坛子菜，要多吃新鲜的蔬菜……"责任护士小罗正在耐心地为李爷爷做出院指导。李爷爷来自农村，初中文化，性格乐观，加上今天出院了，心情特别好，小罗护士交代完所有的注意事项后，他乐呵呵地问小罗："小罗，谢谢你们的照顾，我今天出院了，非常开心，刚刚你和我说要多吃新鲜的蔬菜，那你能具体说说哪些蔬菜能保肝护肝吗？尤其是一些在农村里面自己种的蔬菜。"病房里面很多患者都问过同样的问题，小罗便一一向李爷爷介绍了常见的护肝蔬菜。接下来，就为大家介绍一下生活中常见的护肝蔬菜。

胡萝卜：富含维生素 A 原（胡萝卜素），具有健胃消食的功效，可以提高肝病患者的维生素 A 水平。

西红柿：富含蛋白质、脂肪、无机盐、烟酸、维生素

C、维生素 B_1、维生素 B_2 及胡萝卜素。具有清热解毒、凉血平肝之功效，生熟食用均可。

莴笋：莴笋叶富含丰富的钙、胡萝卜素及维生素，而莴笋素可促胃液、消化酶及胆汁分泌，可增强食欲。肝硬化并贫血者常吃莴笋，有助于血小板上升和恢复。

冬瓜：含蛋白质、维生素、腺嘌呤、烟酸，瓜皮可利水消肿；瓜子可消痈肿，化痰止咳；瓜肉可清热止渴，并可解鱼蟹毒。

黄瓜：含戊糖、维生素 B_1、维生素 B_2、烟酸、蛋白质。其细纤维具有促进肠道毒素排泄和降胆固醇作用，其所含丙醇二酸可以抑制糖类物质转化为脂肪，尤其适合脂肪肝的防治。

空心菜：含蛋白、脂肪、无机盐、烟酸、胡萝卜素等，具有解毒、清热凉血等作用。

荠菜：含维生素 B、维生素 C、胡萝卜素、烟酸及无机盐。可缩短凝血时间，具有止血的功效，适合于慢性肝病有鼻出血、牙龈出血等症者。

百合：含蛋白质、脂肪、脱甲秋水仙碱。具有益气补中、益肺止咳的作用，并可软坚安神。秋水仙碱具有抗肝纤维化和肝硬化作用，常食百合可防治肝硬化。

蘑菇：种类较多，现多为人工培植，包括口蘑、香菇等，同为蕈类。含多糖类、维生素类、蛋白、脂肪和无机盐等。实验证明其多糖有调节免疫、抗肿瘤的作用，肝病患者宜常食用之。

木耳：有黑色与白色之分，性平而味甘，含脂肪、蛋白质、多糖。可益胃养血，具有滋养作用。

大蒜：肝病患者宜熟食，含维生素 A、维生素 B_1、维生素 C 等，其提取物具有抗菌、抗病毒、软化血管等作用。

常吃以上蔬菜对肝脏益处多多，但是大家还要注意以下几点：选择蔬菜时应注意营养均衡，不可长期选择某一食物，饮食宜多样化，且应荤素搭配，保证蛋白质的摄入。如果处于肝硬化阶段，经检查确定有食管胃底静脉曲张时应避免食用坚硬的粗纤维食物，各类蔬菜均应切碎充分煮熟，最好捣烂成泥状，以免过硬的食物划破曲张的血管引起消化道出血。

第八节　肝脏喜欢这些水果

李爷爷是一名慢性肝炎患者，多年来坚持的一个生活方式是每日摄入不同种类的新鲜水果以补充必要的维生素，每次复查时肝功能都正常，病情控制得非常理想。李爷爷说："得了肝病不用怕，坚持健康的生活方式，不抽烟、不熬夜，注意饮食，尤其可以多吃些肝脏喜爱的水果，就能给肝脏提供均衡的营养元素了。"水果含有丰富的维生素、微量元素，那么有哪些水果是肝脏喜欢的呢？接下来带大家一起了解一下生活中常见的护肝水果（图 4-6）。

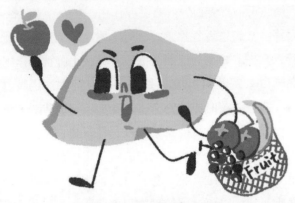

图 4-6　肝脏喜欢的水果

　　木瓜：木瓜富含维生素 C，能够清除氧自由基、增加肝细胞的抵抗力，稳定肝细胞膜，促进肝细胞再生和肝糖原合成，从而促进受损肝脏的修复。木瓜含有多种氨基酸成分，都是人体所必需的，能够满足肝病患者营养需求。慢性肝病患者常有食欲减退、饭后饱胀不适等消化功能减退的表现，食用木瓜有助于改善这些症状，促进消化吸收。

　　葡萄：具有很强的抗氧化活性，可以有效地调整肝脏细胞的功能，此外它还具有抗炎作用，能与细菌、病毒中的蛋白质结合，使它们失去致病能力。

　　荸荠：有清热润肺、舒肝明目、利气通化、解毒、退黄疸的功效，所以处于肝炎活动期的肝病患者可适量多食荸荠以助解毒退黄。

石榴：石榴具有广谱抗菌作用，维生素 C 含量比较高，可补充肝病患者本身易缺乏的元素，以增加营养、提高免疫力、保护肝脏。

大枣：维生素含量较高，有补血养肝的作用。肝病患者可以多食大枣以提高机体免疫力。

西瓜：有利尿、清热解暑、解烦渴、解酒毒等功效，对肝硬化腹水的患者较为适宜。

香蕉：含有丰富的蛋白质、钾、维生素 A、维生素 C、膳食纤维等有益成分，在促进肝细胞的修复与再生、提高机体免疫力、保护肝脏等方面都是很有益的。

梨：富含维生素、矿物质、营养素，有保护肝脏，促进肝细胞再生的功效。

猕猴桃：含有丰富的钙、维生素 C、维生素 E、必需氨基酸、矿物质等有效成分，经常食用具有调节免疫功能、护肝、防癌的功效。

荔枝：含有丰富的蛋白质、多种维生素、脂肪、柠檬酸、果胶及磷、铁等有益成分，不仅可及时补充机体所需，而且还具有促进血液循环、滋阴养肝的功效。

以上水果都是肝脏喜欢的水果，但是肝病患者要注意根据病情选择水果，如脾胃虚寒，就不能选择偏凉性的水果如葡萄、梨、柚子等，而应选择、大枣、荔枝等性温的食品。吃水果应根据年龄及平时消化功能而定，一般成人每日吃苹果、梨、香蕉 1~2 个为宜。吃水果时，要细嚼慢咽，这样有利于肝病患者消化吸收。对于肝硬化患者更应该注意，以免吃得太快会诱发上消化道出血。每天吃水果的确有益于肝病患者康复，不过要适量。假若吃得太多就会加重消化器官的负担，造成消化和吸收功能障碍。

第九节　患了肝病该怎么吃

因肝衰竭住院？的周先生肝功能各项指标已基本恢复正常，达到出院标准，主管医生交代，恢复期通过居家服药及生活方面的调养，肝脏功能就会慢慢修复。良好的生活方式有利于肝病患者的病情恢复，尤其是饮食调养在肝病治疗中很关键，得了肝病时应根据自身病情合理选择饮食，这对肝脏功能的恢复极为重要。住院期间，医护人员给周先生普及了不少关于得了肝病应该怎么吃的知识，现在他顺利出院了，非常开心地把他所掌握的知识分享给各位肝病病友。下面带大家一起来了解一下吧！

1.急性肝炎患者

这类患者早期常有明显的恶心、呕吐和食欲不振，此阶段应选择清淡易消化的食物，进食以碳水化合物为主的食物，如面条、粥等，补充适量的蔬菜水果，少食多餐。到了恢复期各种不适症状会逐步消失、食欲得到改善，饮食量便可逐渐增加、循序渐进，可适当增加蛋白质的摄入，这有利于肝细胞的再生和修复。蛋白质来源可选择大豆制品、牛奶、鸡肉、淡水鱼等脂肪含量少的优质蛋白。需要特别强调的是，急性肝炎患者，尤其在恢复期，个别患者为补充营养，每天加餐，进食各类"补品"，然而，这样做其实会造成营养过剩，反而对肝功能恢复不利。

2. 慢性肝炎患者

慢性肝炎患者的饮食与急性肝炎有所不同，以进食清淡、易消化、富含营养的食物为原则，应摄入富含足够蛋白质、糖类、维生素及矿物质的食物。保持营养均衡，食物宜多样化，不应偏食。主食应以米、面等为主，可以多食用大米、小米、玉米及赤豆等制作的馒头、粥类等，副食应多吃新鲜蔬菜、水果，可适当进食禽类、蛋类、豆类、奶制品等。不宜多吃辛辣、刺激、油腻及腌制的食物。严格戒酒戒烟。少食多餐，切忌暴饮暴食。

3. 肝硬化患者

肝硬化患者的饮食除要注意低盐低脂、清淡易消化营养丰富之外，还需选择以细软、温凉食物为主，不可食用过硬、过热的食物。如已有腹水的患者应控制饮水量，遵照医生的嘱咐按时吃药，准确记录尿量，炒菜时不能过咸过油腻，不能吃腌制品及腊鱼腊肉等食物。如已有食道或胃底静脉曲张，应避免进食生硬、粗纤维、煎炸及辛辣的食品，吃饭应细嚼慢咽，不能过急过快。晚期肝硬化患者切忌短期内大量食用高蛋白质食物，切不可"大鱼大肉"，以防止血液中血氨浓度急剧上升，造成肝昏迷。同时注意保持大便通畅，不宜过于用力排便，以防止发生静脉曲张破裂出血。

4. 脂肪肝患者

脂肪肝患者饮食宜"一适两低"，即适量蛋白、低糖和低脂。选择富含优质蛋白的食物，如禽类、蛋类、豆类、奶类等。多吃蔬菜、水果和富含纤维素的食物，不吃或少吃甜食（包括含糖饮料），睡前不加餐。不吃或少吃动物性脂肪，如动物内脏、猪油、蛋黄等。要加强锻炼，积极减肥。

5. 肝癌患者

肝癌患者多数食欲下降，所以在饮食选择方面应遵循多样化，注意食物搭配，做到色、香、味俱全，以增进食欲。以清淡易消化为原则，忌坚硬、辛辣、煎炸之品，少量多餐。多食新鲜蔬菜水果，以补充维生素。如有发热，可适量多饮水，以利热量散发；如有频繁呕吐应暂禁食，以免食物对胃产生刺激，增加呕吐次数；如有腹水应限制食盐的摄入，以免引起水钠潴留，增加腹水的生成；如怀疑有肝性脑病时应控制蛋白类食物的摄入。

第十节　养肝护肝，不妨喝这些茶饮

　　"张教授，请问您，慢性肝病的患者有没有合适的茶饮推荐呢？长期吃中药也不方便，如果能推荐几款简单易行的茶饮能养肝护肝就好了。"来门诊定期复查的刘先生问道。张教授不慌不忙地回答道："确实有可以养肝护肝的茶饮，像您这种情况，金银花茶、枸杞茶、菊花茶就是很好的选择。"那么养肝护肝茶有哪些呢？下面给大家推荐几款简单易操作的茶饮助您养肝护肝（图 4-7）。

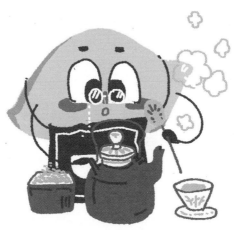

图 4-7　养肝护肝茶饮

1. 菊花枸杞茶

配方：菊花、枸杞适量，开水泡 10 分钟左右饮用。

功效：菊花枸杞茶是一款清肝明目效果很好的茶饮，枸杞子能补肾益精、养肝明目，菊花具有疏风清热、平肝明目的功效。

2. 菊花蜂蜜茶

配方：菊花 50 克，加水 20 毫升，稍煮后保温 30 分钟，过滤后加入适量蜂蜜，搅匀之后饮用。

功效：具有养肝明目、生津止渴、清心健脑、润肠等作用。

3. 菊花薄荷茶

配方：菊花、薄荷适量，开水泡 10 分钟左右饮用。

功效：菊花茶具有清热解毒、缓解疲劳、明目的功效，而薄荷则是提神养生的佳品，两者放在一起冲饮效果更佳。

4. 菊花金银茶

配方：菊花、金银花适量，开水泡 10 分钟左右饮用。

功效：金银花具有清热解毒、凉散风热的作用，而菊花有散风清热、平肝明目的作用，这个配方能起到清热解毒、健脑明目的功效，头昏时喝上一杯效果会非常不错。

5. 金银花茶

配方：金银花适量，用开水冲泡，放凉。可用冰糖或蜂蜜水调味。

功效：金银花具有清肝明目、清热解毒、平肝凉血等作用，所以金银花茶也是不错的护肝茶饮之选。

6. 蒲公英茶

配方：干燥蒲公英 75 克，水 1000 毫升，将蒲公英洗净，放入锅中，加水淹过蒲公英，大火煮沸后盖上锅盖，小火熬煮 1 小时，滤除茶渣，待凉后即可饮用。

功效：蒲公英茶不仅补血，还可养肝。蒲公英含有丰富的矿物质，其中的钾与钠起着调节体内水盐平衡的作用，而卵磷脂则增强了肝胆功能，预防肝硬化的产生。

7. 桑叶枸杞茶

配方：桑叶、枸杞、绿茶适量，开水泡 10 分钟左右饮用。

功效：滋阴润肺，养肝明目。桑叶有疏散风热，清肺润燥，平抑肝阳，清肝明目；枸杞有扶阴固本、补精益气的功效。

8. 黄芪红枣枸杞茶

配方：将黄芪、红枣洗净，放入清水锅中煮沸，再转小火续煮 10 分钟。然后加入枸杞子煮约 2 分钟。即可滤入杯中饮用。

功效：黄芪味道甘醇，可补气、活血、加速糖代谢与脂肪的分解。红枣可补气、促进血液循环。枸杞有明目、补精益气的功效。常喝黄芪红枣枸杞茶可增强免疫力。

以上各类茶饮均属于日常生活中便捷易冲调的护肝茶

饮，但是茶饮与医生根据患者病情开具的中药还是有很大区别的，在病情活动期的肝病患者切不可"以茶代药"，当身体出现不适症状时还得及时就医，万万不能依靠茶饮来治病。另外对于有腹水的肝病患者，应根据自身情况控制每日饮茶量，以免大量水分摄入有碍于腹水的消退。

第十一节　肝病患者，千万不能吃这些食物

肝病患者多有食欲下降、厌油等困扰，王先生也不例外，为了改善食欲，王先生家中经常备有榨菜丝、豆腐乳、"老干妈"等罐装食品，没胃口时这些成了他的"开胃佳肴"。这样的饮食习惯持续了大半年。在最近的一次复查结果提示有几项肝功能指标不正常了。经医生仔细询问后王先生才知道这些罐装腌制食品居然就是"罪魁祸首"。大家是不是也和王先生一样有这种不良饮食习惯呢？另外还要再告诉大家，得了肝病，千万不能吃以下这些食物。

1. 含防腐剂的食物

各种便利食品如方便面、香肠、罐头等食品都可能加有防腐剂与食品色素等，经常食用会增加肝脏的负担。

2. 霉变食物

据研究发现，发霉的食物如花生、大豆、玉米等食物发霉后会产生一种致癌物质即黄曲霉毒素，有极强的肝毒

性，易导致肝细胞受损、变性甚至可能会导致或诱发肝癌的
发生。

3. 烟酒

烟草中含有多种有害物质如尼古丁等，能损害肝脏功
能，因此，肝炎患者必须戒烟。酒的主要成分为乙醇，乙醇
进入人体后则被转化成乙醛，它对肝脏有直接的损害作用，
对于已有肝脏损伤的患者来说，饮酒无疑是对肝脏的再次
重创。

4. 高盐食物

各种腌腊食品如腊鱼、腊肉、咸菜等食物，盐分过高，
吃多了易影响水、钠代谢，有腹水的患者尤其不能吃。腹水
患者炒菜时应严格控制食盐的用量，因为食盐摄入过多不利
于腹水的消退。

5. 高热量食物

巧克力、糖及各种甜食等高热量食物会影响食欲，糖
类能加重胃肠胀气，并容易转为脂肪，加速肝脏对脂肪的储
存，以致造成脂肪肝。

6. 高脂肪食物

摄入过多脂肪会使肝脏产生不同程度的变化，不利于病
情恢复。肥猪肉、鹅肉、油炸食品中脂肪含量较多，应避免
食用。高脂食物易助湿生热，加重肝病的病情。

7. 高胆固醇食物

动物肝脏、蛋黄等是高脂高胆固醇食品，食用后会加重

肝脏的负担，不利于肝功能的恢复。各类海鲜、虾类等也含有较高胆固醇，肝病患者不宜选择。

8. 高纤维食物

韭菜等含粗纤维较多的食物坚韧且不易被胃肠消化吸收，肝病患者不宜选择。尤其是肝硬化有食管胃底静脉曲张的患者更应该避免选择该类食物。

9. 辛燥食物

肝病饮食禁食雄鸡、羊肉、狗肉、松花蛋、生姜等辛燥食物，食后会引起肝病的反弹或病情加重。其中松花蛋含有一定量的铅，经常食用松花蛋不利于身体健康。生姜中的姜辣素能使肝细胞发生变性及浸润、间质组织增生而使肝功能失常。

10. 生冷食物

肝病患者多数正气不足，脾胃虚弱，生冷食物都会引起胃肠道不适，特别是肝硬化或肝腹水的患者，生冷食物往往会造成肠炎，故肝病饮食禁忌食用生冷和不卫生食物。

以上常见的不利于肝功能恢复的食物，得了肝病后应避免摄入。处于以下特殊病情阶段的患者应注意：活动性消化道出血时应暂禁食，恢复期应从流质饮食逐步过渡到软食；有食管胃底静脉曲张的患者尤应避免选择坚硬、高纤维类食物，以免过硬的食物划破血管引起消化道大出血；有肝性脑病症状的患者应注意控制蛋白类食物的摄入，切不可"大鱼大肉"，以免蛋白类食物在肠道分解产生大量氨气干扰大脑的正常功能而加重肝性脑病。

第十二节　养肝，从运动有方做起

生命在于运动，运动是最好的养肝方式。运动之所以能促进肝脏健康，其奥妙在于它与肝脏藏血主筋的功能密切相关。肝脏具有贮藏血液和调节循环血量的作用。安静状态下，血液归藏于肝脏，整个肝脏系统包括静脉系统，可贮存全身血容量的55%；正常人一旦运动，则肝脏至少可释放1000~2000毫升血液以最大限度保证足够的心排血量。适量的运动，既不增加肝脏负担，又可锻炼心肺功能。中医认为，肝在体合筋，而筋即筋膜，包括肌腱和韧带，是连接关节、肌肉，主关节运动的软组织，故而运动能活动筋骨，锻炼肌肉，增强肝脏的功能。总体来说，运动能促进全身气血循环，使内脏经络都受到气血的滋养，促进新陈代谢，从而使全身各个系统的生理功能自然而然地强盛起来。

那么，怎样去运动才能够既达到养肝护肝的目的，又不会出现因为运动不当，而加重自己的肝脏负担呢？推荐以下几种运动方式。

1. 太极拳：小动作有大疗效

运动时间：每日黎明或傍晚。

运动强度：太极拳同样需要做练习前的热身运动，身体各部位尽量舒展，采用腹式呼吸。练拳时，动作尽量柔和、连贯、协调，不要用蛮力。1遍太极拳20分钟左右，在做的过程中要姿势连贯、内外合一、一气呵成。

注意事项：练拳时，衣服要宽松舒适，不可过凉。练拳期间不能过饱或过饥，更不要饮酒。

2. 慢跑：小动作有大疗效

运动时间：上午9：00-10：00，下午4：00-5：00比较适合。

运动强度：先做3分钟左右的热身活动，让身体舒展开来。慢跑一次10分钟为宜，每分钟100~120米。在过程中要全身肌肉放松，注意呼吸的节奏，宜缓慢而均匀，两步一呼气，两步一吸气，或者三步一呼气，三步一吸气。呼吸时，用鼻吸气，嘴呼气，尽量是腹部的深呼吸（图4-8）。

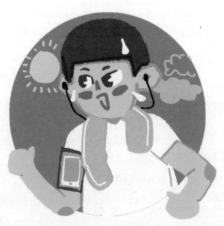

图4-8　慢跑

注意事项：慢跑运动是个长期坚持才能见效的运动方式，所以不要随意间断。身体的适应性非常重要。在慢跑时，不可有极端想法，切忌急于求成，以免意外发生。

3. 散步：防治肝病的最佳运动

运动时间：晚上 7：00-9：00，晚饭之后。

运动强度：散步可以说是最简单的运动方式了，每个人都能在这项运动中找到适合自己的运动强度，肝病患者每分钟 100~130 步为宜，可结合自身的年龄、体质、病情，以不感到疲劳、微微出汗为度。假如在散步过程中感到肝区胀痛、全身乏力，应该马上停止活动，平躺休息，减轻肝脏的负担。如果经过一段时间的散步之后，患者有较好的体验，如食欲好转，身心愉快，疲劳感减轻，可以适当地增加活动量。

注意事项：散步后要休息 30 分钟；饭后散步要注意，至少静坐休息 30 分钟才能开始。

4. 快走：姿势正确很重要

运动时间：每次 30~60 分钟左右。

运动强度：快走前要有热身活动，可以做适度的伸屈运动，让身体进入预备的状态。先慢速走 5 分钟，身体进入兴奋状态后，可以加快步伐，进入快走阶段。快走要注意挺胸抬头，展开双肩，肩与臀的连线与地面垂直。注意大幅地摆臂，但不要摆到肩以上。快走不仅要快，步伐也要大，这样才能积极调动全身的肌肉，改善身体各器官的功能。

注意事项：快走对脚有较大压力，要准备一双舒适的鞋子。另外，练习过程中会出汗，准备好外套，以免出汗后着凉。

运动虽好，但是肝病患者应选择自己合适的运动方式，对于乙肝患者、脂肪肝患者，建议选择运动强度稍大的运动方式，如慢跑、游泳等；而对于肝硬化、肝衰竭患者来说，不宜选择强度过高的运动方式，强度过高的运动反而会加重病情，建议选择太极拳、快走、散步等比较轻松的运动（图4-9）。此外，所有的运动皆需以身体能承受的强度为宜，不宜过量。

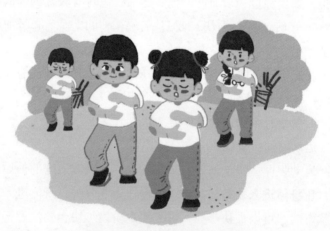

图4-9 养肝，从运动有方做起

第十三节　传统武功，养肝保健有奇招

中医养肝有一套，传统武功不可少。传统武功在肝脏养生保健中发挥重要作用，能促进肝病患者的血液循环，改善心血管功能，增加肺活量，提高肺的通气和换气功能，促进肝脏的代谢功能，帮助胃肠道蠕动，在内脏自我按摩中使肝脏的排毒、代谢和吸收功能得到加强。想要通过传统武功来达到养肝保健的目的，可以尝试打太极拳、五禽戏、八段锦等。

太极拳是一种意、气、形密切结合的运动，以意导气，以气导力，融汇武术、内丹于一体，是"内外合一"的内功拳。太极拳重意，使神气内敛而不外发，精气内敛而不外散。太极拳调气机，以养周身。太极拳以呼吸协同动作，气沉丹田，以激发内气营运于身。太极拳动形体，以行气血。太极拳以意领气，以气运身，内气发于丹田，以丹田为核心，通过旋腰转脊的动作带动全身。气机周流全身之后，气复归于丹田，故周身肌肉、筋骨，关节、四肢百骸均得到锻炼，具有活动筋骨，疏通脉络，行气活血营养脏腑的功效。由于太极拳将意、气、形结合成一体，使人身的精神、气血、脏腑、筋骨均得到濡养和锻炼，达到"阴平阳秘"的平衡状态，所以能起到有病治病，无病健身的作用，保证人体健康长寿。

五禽戏是华佗通过观察、模仿五种动物所创的导引养生功法，具有防病治病，养生延年的功效，是中国传统导引养生的一个重要功法。其动作编排按照《三国志》的虎、鹿、熊、猿、鸟的顺序，动作数量按照陶弘景《养性延命录》的描述，每戏两个动作，共十个动作，分别仿效虎之威猛、鹿之安舒、熊之沉稳、猿之灵巧、鸟之轻捷，力求蕴涵"五禽"的神韵。本功法以模仿五禽一定的躯体姿势动作，通过筋骨的伸展牵拉，自我按摩脏腑，伸展疏通经脉，培补内气，调适心境，达到强健五脏的效果。

八段锦，是针对脏腑器官、疾病症状而创立的一套功法。整套功法通过身体动作、呼吸吐纳、精神意念相结合，达到"调身、调息、调心"的作用。现代医学研究表明坚持练习八段锦可改善人体心肺功能，提高心脏供血能力，改善胃肠功能，促进消化吸收，保护肝肾，调节内分泌。整套动作不仅安全可靠，且动作简单，易学易练，适合在家庭、社区练习，学者易于坚持，是全民健身的良好选择。

传统武术的养生保健功效，只有经过长期坚持锻炼才能发挥出来。首先，传统武功同其他体育项目一样，锻炼是一个日积月累的过程，具有不练则退的规律，只有长期地坚持练习，才能维护和加强人体阴阳平衡，从而真正做到"阴平阳秘，精神乃治"的健壮目的。身体的康复和体质的改善是一个缓慢的过程，传统武功具有健身疗病作用，但不具"立竿见影"之效，切忌急于求成。慢性肝炎、脂肪肝、肝硬化患者在练习传统武功过程中要注意把握强度和时间，切勿过度过量练习；对于肝衰竭、肝硬化失代偿期、肝性脑病患者而言，则不适合练习传统武功，建议以休息为主，适当散步走动，且需有人陪同，以免意外发生。

第十四节　心情舒畅，肝脏才会健康

人的心情好坏和肝的疏泄功能相互影响，情志异常也可影响肝气疏泄，造成肝气郁结或亢逆。中医讲的肝气郁结，是指情志抑郁，使肝气气机阻滞。肝气是指肝脏之精气与功能。五行中，肝属木，应春季，主疏泄。肝气具有疏通、畅达全身气机的作用，包括调畅精神情志，调节全身气血津液运行，促进脾胃运化功能和胆汁分泌排泄，以及调节生殖功能。

肝主疏泄，喜升发舒畅，如情志不舒，恼怒伤肝，或因其他原因影响气机升发和疏泄，就会引起肝郁的病症。其表现主要有两胁胀满或窜痛，胸闷不舒，且胁痛常随情绪变化而增减。肝气上逆于咽喉，使咽中似有异物梗阻的感觉；肝气横逆，侵犯脾胃，胃失和降而出现胃脘部疼痛、呕逆，吐酸水，饮食不振；脾气失和则发生腹痛、腹泻。肝气郁结而致气滞血瘀，则胁部刺痛不移，或逐渐产生癥瘕积聚。此外，如月经不调、神经官能症、慢性肝脏疾患、肝脾肿大、消化不良等病症也常和肝气郁结有关。

　　肝的疏泄功能正常，气机调畅，才能保持精神乐观，心情舒畅（图4-10），气血和平，五脏协调。反之，若肝主疏泄功能障碍，气机失调，就会导致精神情志活动的异常。而持久或强烈的情志刺激，同时全身气机又得不到肝气的疏通、畅达，就会导致"肝气郁结"。

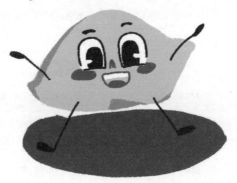

图 4-10　心情舒畅

　　据调查，47%的慢性乙肝患者存在心理障碍，68%的肝炎后肝硬化患者存在轻至重度抑郁，而慢性肝病患者的抑郁、焦虑状态会严重影响患者的生活质量，影响肝病的恢复，甚至导致病情反复。因此，慢性肝病患者的心理问题不容忽视，需要"心肝同治"。

　　要想肝脏强健，保持心情舒畅非常重要，可以从以下两点进行自我调节：①学会制怒，尽力做到心平气和，从而使肝火熄灭，肝气正常升发、顺调。如遇到不愉快的事首要戒怒，如无法控制应及时进行适当宣泄，不要憋在心里，但宣泄时间不宜超过 3~5 分钟。②培养积极向上的健康情绪，乐观开朗，保持愉快心情，学会自我调节，不要给自己太大心理压力。经常肝区胀痛、两肋疼痛的朋友要多参加娱乐活动；多去自然风光好的地方放松心情；和朋友聊天舒解心事。

第十五节　按摩这些穴位，肝脏更健康

平时，许多人都有不良的饮食习惯和作息习惯，时间一长就会导致体内肝火旺盛，出现口干、口苦，情志抑郁，胸胁胀痛，眩晕，血压不稳、易怒冲动，皮肤萎黄，易倦乏力，月经不调，小便黄等表现，这些表现皆是肝经不通的常见症状。肝经全称叫作足厥阴肝经，属肝，络胆，与肝脏疾患密切相关。因此，时常敲打肝经，按摩肝经穴位，有助于肝脏气血通畅。

1. 太冲穴

太冲穴是肝经的原穴，是肝经上治疗各类肝病的特效穴位，在足背上第一、二脚趾缝之间的缝隙处。有疏肝理气，通络和血之功；主治黄疸、胁痛、口苦、腹胀、目赤肿痛、月经不调等。

2. 期门穴

期门穴是肝经的募穴，位于乳头正下方，第 6 肋间隙，

前正中线旁开4寸。有疏调肝脾，理气活血之功；主治胁痛，腹胀，呃逆，吐酸，乳痈，郁证，热病。刺激这个穴位时可以采用按揉的方式，以感到酸胀得气时为佳，每次按摩时间在2~3分钟左右。

3. 章门穴

章门穴位于人体的侧腹部，第11肋游离端的下方，屈肘合腋时肘尖正对的地方。作为肝经的大穴，章门穴对于肝脏疾病有特殊的功效，有疏调肝脾，清热利湿，活血化瘀之功；主治黄疸、胁痛，腹胀呕吐，肝脾肿大等。

4. 大敦穴

大敦穴在足大趾末节外侧，距离趾甲角0.1寸。大敦穴是肝经经气的起源，有通经开窍之功；主治崩漏、月经过多等出血症。

5. 行间穴

行间穴在足背侧，当第1、2趾间，趾蹼缘的后方赤白肉际处。有疏肝理气，调经和血之功；主治头晕目眩、目赤肿痛、胸胁胀痛、崩漏等症。

6. 曲泉穴

曲泉穴在膝内侧，屈膝，当膝关节内侧面横纹内侧端，股骨内侧髁的后缘，半腱肌、半膜肌止端的前缘凹陷处。有调肝肾阴虚、祛湿热之功效，主治月经不调、痛经、小便不利、淋证、遗精等症。

7. 中都穴

中都穴是郄穴，郄穴是专治急性病的穴位，在小腿内侧，当足内踝尖上 7 寸，胫骨内侧面的中央。主治急性肋骨痛、急性肝区痛、急性眼睛胀痛等。

8. 三阴交穴

三阴交虽然是脾经的穴，但是肝经也从这里通过，在小腿内侧，当足内踝尖上 3 寸，胫骨内侧缘后方。它为什么叫三阴交呢？因为肝脾肾三条阴经都从这里通过。主治慢性肝病和月经不调。

中医文化博大精深，养肝护肝贵在坚持。晚上 9 ~ 11 点是肝经经气运行最旺的一段时间，每天这个时候先用热水泡脚，然后敲打肝经，按揉疏肝理气的穴位，每个穴位按揉 2~3 分钟，以出现酸胀或者胀疼为度，有助于慢性肝病患者疏通肝脏经络，从而提高肝脏的排毒和代谢能力，让身体更加健康。

第十六节　教你嘘肝法，疏肝又养肝

肝脏是人体非常重要的一个排毒解毒的器官，人们平常发怒和抑郁的情绪都会伤到肝脏。这就带来了一个问题，叫作"肝郁气滞"。肝郁气滞是中医学的一个词语，主要就是指肝的疏泄功能发生异常，疏泄不及时导致气机郁滞所表现的状态。肝具有疏通、畅达全身气机，从而促进机体新陈代谢，调节情志等功能。肝的疏泄功能正常，气机调畅，才能保持精神乐观，心情舒畅，气血和平，五脏协调。反之，若肝主疏泄功能障碍，气机失调，就会导致精神情志活动的异常。而持久或强烈的情志刺激，同时全身气机又得不到肝气的疏通、畅达，最终导致"肝郁气滞"。轻则表现为情志抑郁，胁痛、胸闷，腹胀、嗳气、妇女月经不调等症。重则可出现气聚血结，并会影响其他脏腑，日久成癥瘕积聚，也就是大家常说的肿块，如乳腺增生、甲状腺结节甚至恶性肿瘤等。

遇到不愉快的事，肝气郁结时，可以尝试"嘘肝法"：面对绿色树木，发出"嘘"的声音，缓缓地、深深地吐出一口气，一直到心情好转为止（图 4-11）。

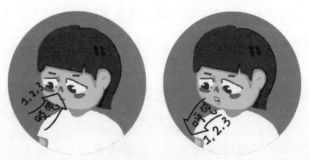

图 4-11

中医的"嘘"字功是护肝的重要方法之一，具体方法如下：

（1）面朝东站立，两脚自然分开，与肩同宽，两膝微屈，头正颈直，含胸收腹，直腰拔背。两手臂自然下垂，两腋虚空，肘微屈，两手掌轻靠于大腿外侧。全身放松，两眼睁开，平视前方。年老体弱或因病不能立者，可改坐位。

（2）采用腹式呼吸。呼气时收腹、提肛，人体重心略向后移，脚跟着力，足趾轻微点地；吸气时两唇轻合，舌抵上腭，腹部隆起。呼吸要自然均匀，用鼻吸气，用口呼气。

（3）站定放松，呼吸调顺后，两手缓缓上提（掌心向上），经腰上肩，过头顶后，两手重叠，右手掌覆在左手掌上，掌心向里，轻压在头后，头慢慢转向右侧，微向右上方仰起，上半身随之稍微向右侧转。转运过程中慢慢吸气，待转至右侧，头仰定，两目怒睁，用力呼气，同时发出"嘘"字音。

（4）"嘘"毕，头慢慢转向左侧，微向上方仰起，上半身随之稍向左侧转，转动过程中慢慢吸气，待转至左侧，头仰定，两目怒睁，用力呼气，同时发出"嘘"字音。如此左右反复三遍，嘘气六次。此后，两手向两侧移开，缓缓放下，自然下垂，两手掌轻靠于大腿外侧。

（5）嘘后调息，改用正常呼吸，但仍应坚持鼻纳口吐，平定情绪，息心静思，两目微闭，两唇轻合，舌抵上腭，上下齿轻轻相叩 36 次。在叩击过程中，口中生津，用力猛咽，以意念送至腹部丹田。嘘气后调息的目的在于补养体内正气，促进生长。

　　"嘘"字功宜每天早晚各练一次，最好天天坚持。练好"嘘"字功，不仅可以疏肝解郁、养肝明目，而且对肝气郁滞引起的胁痛、胸闷、腹胀、嗳气、食欲不振、消化不良、两眼干涩、头晕目眩等症状也大有改善。

参考文献

［1］吴敦序 . 中医基础理论［M］. 1 版 . 上海：科学技术出版社，1995：67–83.

［2］李灿东 . 中医诊断学［M］. 北京：中国中医药出版社，2016.

［3］刘渡舟，程昭寰 . 肝病证治概要［M］. 北京：人民卫生出版社，2013.

［4］田德禄，蔡淦 . 中医内科学［M］. 上海：上海科学技术出版社，2006.

［5］秦伯未 . 秦伯未增补谦斋医学讲稿［M］. 北京：中国医药科技出版社，2014.

［6］吴孟超，李梦东 . 实用肝病学［M］. 北京：人民卫生出版社，2001.

［7］于乐成，茅益民，陈成伟 . 药物性肝损伤诊治指南［J］. 中华肝脏病杂志，2015. 23（11）：810–820.

［8］徐小元，丁惠国，李文，等 . 肝硬化肝性脑病诊疗指南［J］. 临床肝胆病杂志，2018，10：2076–2089.

［9］许铁，张劲松，燕宪亮 . 急救医学［M］. 南京：东南大学出版社，2019.

［10］李小科，王姗，李志国，等 . 2018 年《肝硬化肝性脑病诊疗指南》更新要点解读［J］. 临床肝胆病杂志，2019，35（7）：1485–1488.

［11］江浪臣 . 肝性脑病的药膳食疗方［J］. 益寿宝典，2018（4）：29.

［12］葛均波，徐永健，王辰 . 内科学［M］. 9 版 . 北京：人民卫生出版社，2018.

［13］张伯礼，吴勉华 . 中医内科学［M］. 4 版 . 北京：中国中医药出版社，2017.

［14］姚光弼.临床肝脏病学［M］.上海：上海科学技术出版社，2011.

［15］中华中医药学会.中医肝癌诊疗指南（草案）［A］.2007：3.

［16］赵斐然，杨剑桥.浅析中药代茶饮和中药药膳在"治未病"工作中的必要性［A］.中国中西医结合学会营养学专业委员会.第八届全国中西医结合营养学术会议论文资料汇编［C］.中国中西医结合学会营养学专业委员会：中国中西医结合学会，2017：2.

［17］戈水根，吴梅香，黎江萍，等.食用醋加大黄保留灌肠治疗肝性脑病的临床研究［J］.实用中西医结合临床，2012，12（3）：19-20.

［18］中华医学会肝病学分会.自身免疫性肝炎诊断和治疗共识（2015）［J］.临床肝胆病杂志，2016，32（1）：9-22.

［19］朱彤波.医学免疫学［M］.成都：四川大学出版社，2017.